DISSOCIATION

DES RÉFLEXES TENDINEUX

ENTRE EUX

ET AVEC LE CLONISME TENDINEUX

PAR

Le Dr Léon MARTIN

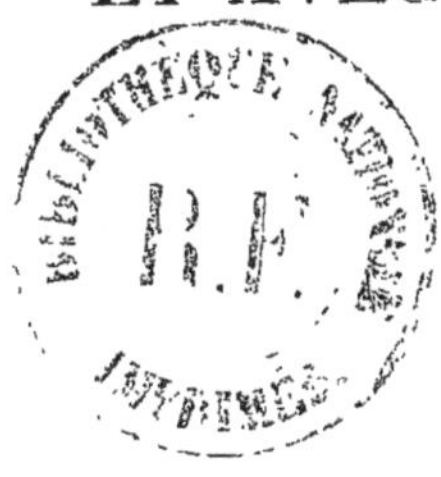

LYON

A. REY & Cie, IMPRIMEURS-ÉDITEURS DE L'UNIVERSITÉ

RUE GENTIL, 4

—

1902

DISSOCIATION

DES RÉFLEXES TENDINEUX

ENTRE EUX ET AVEC LE CLONISME TENDINEUX

DISSOCIATION

DES RÉFLEXES TENDINEUX

ENTRE EUX

ET AVEC LE CLONISME TENDINEUX

PAR

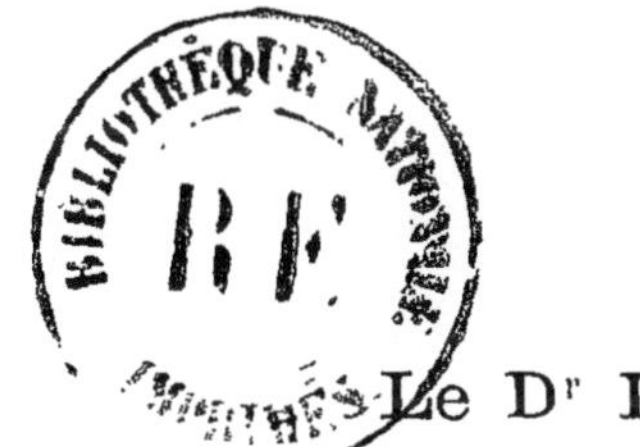

Le Dr Léon MARTIN

LYON

A. REY & Cie, IMPRIMEURS-ÉDITEURS DE L'UNIVERSITE

RUE GENTIL, 4

1902

A LA MÉMOIRE DE MON PÈRE

Puisse l'exemple de sa vie, puissent ses bons conseils rester devant mes yeux et se graver dans mon esprit pour me guider dans les moments difficiles. Son dévouement poussé jusqu'à l'abnégation m'a rendu sa perte encore plus terrible.

A MA MÈRE BIEN-AIMÉE

Je dédie ce modeste travail. Ma profonde affection et ma gratitude ne font reconnaître que bien faiblement ce que je dois à l'être de bonté et de sacrifices qu'elle est.

A mon Président de Thèse

Monsieur le Professeur Henri SOULIER

Professeur de Thérapeutique,
Membre correspondant de l'Académie de Médecine,
Médecin honoraire des Hôpitaux.

A Monsieur le Professeur-Agrégé LANNOIS

Médecin des Hôpitaux.

à qui je dois l'initiative de ce travail.

DISSOCIATION
DES RÉFLEXES TENDINEUX

ENTRE EUX ET AVEC LE CLONISME TENDINEUX

HISTORIQUE

Une des parties les plus importantes de la séméiologie nerveuse est certainement l'étude des actes et des phénomènes réflexes. La physiologie nous enseigne que la plupart des actes les plus nécessaires à la vie sont de nature réflexe, qu'ils soient tels déjà à la naissance ou bien que la répétition de ces actes leur donne un automatisme tel que la volonté n'entre plus pour rien dans leur accomplissement. Ils deviennent alors réflexes, provoqués qu'ils sont par une excitation quelconque.

Outre ces actes déjà très compliqués auxquels il est fait allusion ci-dessus, on a décrit successivement des réflexes cutanés qui ressemblent pour la plupart à des réactions défensives et des réflexes tendineux.

La découverte de la nature nerveuse de ces phénomènes est de date relativement récente. Le problème posé par Descartes, en 1640, a été successivement étudié ar un grand nombre de savants de tous les pays. Le Gallois, en 1721, localise les actions réflexes dans la moelle, Flourens les définit et nous fait connaître la sensibilité des tendons (1840 et 1856). Puis les physiologistes du siècle dernier s'emparent de la question et donnent une explication séduisante par sa simplicité. C'est l'arc réflexe élémentaire se composant d'un nerf centripète, d'un centre médullaire et d'un nerf centrifuge.

Mais depuis une quinzaine d'années, la clinique, souvent aidée par les constatations de l'anatomie pathologique, a fourni un grand nombre de faits inexplicables par les théories physiologiques en cours. On a dû édifier d'autres théories qui toutes ont eu leur moment de faveur et toutes sont plus ou moins tombées dans l'oubli, selon le hasard des faits cliniques ou anatomopathologiques.

Dans ces derniers temps, la question a été reprise et à la onzième session du Congrès des aliénistes et neurologistes de France et des pays de langue française, tenu à Limoges, M. le professeur Crocq en a fait l'objet d'un rapport très documenté. Il donne une théorie éclectique déjà formulée par M. Van Gehuchten en 1900 : « Les réflexes tendineux sont mésencéphaliques, les réflexes cutanés sont corticaux. » Cette théorie de Crocq et V. Gehuchten a été vivement attaquée au Congrès même. Grasset, Mendelsohn se sont élevés contre son exclusivisme et ont fort mal reçu ce dernier né de l'école belge. Enfin M. Lannois, dans le *Lyon médical* du 23 évrier de cette année-ci, publie une observation de paraplégie flasque avec exagération des réflexes, due à une nécrose cervicale ayant produit par effondrement une lésion médullaire équivalant à peu près à une section. Cet auteur admet que, si les centres réflexes sont principalement encéphaliques, il doit y avoir tout au moins des centres médullaires capables, en cas de besoin, de suppléer les premiers.

Quoi qu'il en soit, la clinique utilise actuellement avec fruit l'étude des réflexes et sait qu'à telles de leurs modifications correspond tel état anatomique ou fonctionnel d'une partie du névraxe.

En 1877, Westphal signalait l'absence du réflexe rotulien dans le tabes. L'exagération des réflexes tendineux dans les maladies spastiques devenait bientôt de science banale. On a bien étudié les réflexes cutanés dans les maladies nerveuses et particulièrement dans les affections de la corticalité. En 1900, Van Gehuchen démontre l'antagonisme fréquent des réflexes tendineux et cutanés dans l'hémiplégie organique ancienne, dans le tabes dorsal spasmodique, la compression médullaire ayant déterminé de la paraplégie spasmodique. En 1899, M. Babinski publie des études sur les modifications du réflexe cutané plantaire dans les lésions cérébrales avec dégénérescence du faisceau pyramidal. ·

Les modifications des réflexes cutanés comme éléments de diagnostic ont été fortement attaquées non sans raison. On a objecté que, chez un sujet normal, leur recherche donnait déjà des résultats si disparates qu'il était difficile d'accorder une valeur diagnostique considérable à leurs modalités chez le malade. Ces réactions sont en outre très délicates à étudier. Elles varient suivant les sujets, suivant l'âge, suivant l'état de la peau, suivant la température, suivant le moment de l'exploration, tantôt se précisant et s'exaltant, tantôt se lassant par la répétition, s'effarouchant par l'insistance jusqu'à ne plus rien donner. Aussi, il n'en sera pas question dans ce travail.

Par contre, tous les neurologistes et les médecins ordinaires s'accordent pour considérer l'exploration des phénomènes tendineux comme aussi utile dans la pratique des maladies nerveuses que l'auscultation dans les cardiopathies ou les maladies du poumon.

Il est de connaissance banale que tout un lot de maladies du névraxe s'accompagne d'exagération des reflexes tendineux et que tout un autre lot produit la diminution ou l'abolition de ces derniers.

En même temps que se perfectionnaient les notions du mécanisme des réflexes, une autre question, parente de la première, faisait des progrès absolument parallèles. C'est la question du tonus musculaire. Bichat exposait ses idées concernant le fonctionnement antagoniste des groupes musculaires. Bientôt après, Muller, Hall, Henle créaient l'hypothèse d'une tonicité musculaire constante dépendant des centres. Wéber, sceptique, croyait plutôt à l'élasticité musculaire. C'est alors qu'est intervenue l'expérience de Brondgest : si l'on tend un muscle de grenouille avec un poids et si l'on coupe le nerf musculaire, le muscle subit immédiatement un allongement notable. Des expériences successives de Cyon, Tchirjew et Anrep ont démontré que le tonus disparaît par la section des racines antérieures et postérieures de la moelle.

L'analogie avec ce qui se passe pour les réflexes devient frappante. Vulpian, dans son article sur la physiologie de la moelle épinière du *Dictionnaire encyclo-*

pédique des sciences médicales, résume l'état de la question « La moelle épinière agit donc d'une façon incessante sur tous les muscles, aux nerfs moteurs desquels elle donne origine ; elle y produit et y maintient le tonus musculaire. Cette action continue de la moelle est sans doute provoquée et entretenue par des stimulations excito - motrices centripètes provenant soit des muscles eux-mêmes soit des téguments qui les recouvrent. »

Inutile de dire qu'un grand nombre de théories ont été édifiées pour expliquer la production du tonus. Elles sont semblables en tous points à celles qui ont voulu expliquer les réflexes tendineux.

Nombreux chiens, singes, ou lapins ont payé de leur vie la curiosité scientifique d'innombrables chercheurs.

Il est superflu dans ce travail de signaler la part que les auteurs ont attribuée au cervelet, à l'écorce ou à la moelle dans la production du tonus. La plupart des auteurs s'accordent pour le faire venir du cerveau.

Il faut cependant retenir cette notion expérimentale, à savoir que la section des racines postérieures de la moelle abolit le tonus, comme elle abolit les réflexes. La clinique a d'ailleurs démontré que, dans l'immense majorité des cas, tonicité musculaire et réflexes subissent des modifications analogues.

Enfin, pour terminer cet historique, en 1862, Charcot et Vulpian observaient pour la première fois sur une malade de la Salpêtrière la trépidation épileptoïde du pied. En 1866, ils communiquaient leur découverte à la Société médicale des Hôpitaux. Bouchard, la même année, décrivait le clonus de la main. Erb et Bechterew

signalent la trépidation rotulienne. La plupart des
auteurs s'accordent à considérer ces phénomènes comme
de même nature que l'exagération des réflexes tendineux. On pense que contracture, hypertonie, exagération des réflexes sont des expressions cliniques d'une
même modification lésionnelle ou fonctionnelle du
névraxe. Nous verrons par la suite que cela n'est pas
absolument exact.

Armés de ce faisceau de connaissances, les cliniciens n'ont pas tardé à s'apercevoir qu'il fallait pousser plus loin l'analyse. En effet, si chez la plupart des
malades la recherche des principaux réflexes tendineux
donnait des résultats concordants, chez quelques-uns
on trouvait un réflexe aboli, l'autre exagéré.

En d'autres termes des faits nouveaux sont venus
prouver que chaque réflexe avait une certaine individualité. On a trouvé de même des malades chez qui le
tonus et les réflexes tendineux offraient des modifications diamétralement opposées, d'autres chez lesquels
le clonisme tendineux du pied accompagnait l'abolition
du réflexe rotulien.

M. le professeur agrégé Lannois, ayant, dans
son service des nerveux de l'Antiquaille, observé un
certain nombre de cas de ce genre, nous a proposé de
faire de cette question l'objet de notre thèse inaugurale.

Nous étudierons dans une première partie la dissociation des phénomènes tendineux en général et, après
l'étude de cette question, nous relaterons les observations inédites que nous a communiquées notre maître
M. Lannois, nous rappellerons les principales observa-

tions publiées déjà sur ce sujet. Un chapitre anatomique tachera d'expliquer ces faits et enfin nous nous efforcerons d'en étudier les déductions sémiologiques.

Dans une deuxième partie, nous rappellerons les relations que la clinique, la physiologie et la médecine expérimentale ont établies entre le clonus et les réflexes. Nous étudierons la dissociation de ces phénomènes en général, et, après avoir transcrit les observations inédites de cas de ce genre, nous passerons en revue les diverses maladies où les auteurs ont pu observer ces phénomènes et nous citerons leurs observations les plus typiques. Nous terminerons en nous efforçant de tirer de ces points des conclusions pouvant dans quelques cas donner des notions utiles pour la pratique des examens et le pronostic.

PREMIÈRE PARTIE

DE LA DISSOCIATION DES RÉFLEXES TENDINEUX

CHAPITRE PREMIER

LES RÉFLEXES TENDINEUX.

Encore aujourd'hui dans les services de médecine générale on n'utilise guère que le réflexe patellaire comme moyen de diagnostic. Cela semble bien impliquer l'idée que les réflexes tendineux offrent chez les malades des modifications dont l'ensemble forme un tout. Dans le service de M. le professeur agrégé Lannois, la recherche de tous les réflexes importants est faite avec le plus grand soin. Les feuilles d'observation portent, imprimée dans la partie réservée à l'examen somatique, l'indication de chaque réflexe.

Le nombre des observations où l'on constate une dissociation est assez considérable et l'on pourrait peut-être ainsi, dans bien des cas, tirer des déductions sur l'état anatomique ou fonctionnel des segments ou des nerfs périphérique. En tout cas, cela peut permettre de pousser beaucoup plus loin le diagnostic analytique et dans quelques cas, comme nous le ferons remarquer plus bas, on a pu avancer le diagnostic de tabes, malgré beaucoup de prudence, sur la modification subie par un seul réflexe, alors que les autres symptômes étaient à peine ébauchés.

Un grand inconvénient de l'examen des réflexes est de ne pas être asservi à des règles fixes, de ne pas être susceptible de mensurations exactes.

Qu'un phénomène réflexe existe ou soit aboli, c'est ce que chacun peut constater avec certitude, s'il a une certaine habitude de l'examen neuropathologique. Mais l'exagération, la diminution de ce même phénomène sont notions relatives, affaire de nuances. Aussi, nous répèterons qu'il faut s'astreindre pour chaque réflexe à une méthode d'examen rigoureuse, toujours identique à elle-même. Il n'est pas indifférent de se servir d'un percuteur, du stéthoscope ou du bord cubital de la main. Dans le service de M. Lannois on emploie le percuteur de Vernon ; c'est une rondelle de métal, avec une rainure circulaire recevant un anneau de caoutchouc et montée sur un manche en baleine ou en ébonite. Les recherches sont faites avec un soin tel que les résultats sont certains dans la mesure du possible.

CHAPITRE II

PRINCIPAUX RÉFLEXES TENDINEUX
QUE L'ON DOIT RECHERCHER EN CLINIQUE

Réflexe rotulien : c'est celui qu'on recherche toujours dans tous les services. Il faut, pour obtenir la résolution musculaire, distraire l'attention du malade. On peut lui tendre la main et l'inviter à la serrer le plus possible ; il est bon aussi de soulever le membre en plaçant une main dans le creux poplité. Cette main apprécie l'état de relâchement musculaire.

Ce réflexe, d'une recherche facile, manque d'une façon tout à fait exceptionnelle chez l'individu normal. En 1879, Eulemburg le trouve dans une première statistique neuf fois absent sur 214 enfants bien portants, puis, dans une seconde, sept fois absent sur 124 enfants bien portants.

Pelitzaeus en 1886 le trouve toujours sur 2403 enfants en bonne santé. Glorieux en 1898 note son absence une fois sur 500 soldats en bonne santé.

Cependant, pour notre compte, nous connaissons deux camarades d'école chez lesquels aucun de nous n'a jamais pu obtenir les réflexes patellaires.

Nous nous en tirerons en disant que les exceptions confirment la règle.

Réflexe contro-latéral des adducteurs

On a l'habitude de chercher son existence en même temps que l'on percute le tendon rotulien. Pour cela, on examine le malade couché. On soulève un des membres inférieurs sur lequel on recherche le réflexe patellaire, pendant que l'autre membre, la jambe en flexion sur la cuisse, est en abduction prononcée, pour tendre les adducteurs. Dans quelques cas, fort rares il est vrai, on verra une brusque saillie de ces muscles.

M. Marie a fait observer que concomitamment se produit une adduction du gros orteil. Ce réflexe n'existerait que dans la proportion de 8 à 10 pour 100 à l'état normal (thèse de Ganault).

On le rencontre dans l'hémiplégie, la syringomyélie, la sclérose en plaques, la paraplégie spasmodique, la compression médullaire, l'astasie abasie. On ne l'a jamais trouvé dans le tabes. (Chadzynski).

Il indique bien la nature nerveuse des phénomènes tendineux et prouve une certaine intégrité des conducteurs nerveux, lorsque le réflexe patellaire est aboli.

Réflexe achilléen

Ce réflexe est recherché depuis fort peu de temps. Au Congrès de Limoges, M. Crocq s'exprime ainsi sur son compte : « Autant le réflexe rotulien est constant chez l'homme normal, autant le réflexe achilléen est infidèle, quelles que soient les précautions qu'on prenne. Dans un travail antérieur, je me suis exprimé comme suit :

« Si l'on compare les réflexes achilléens de ces sujets, on constate qu'ils font défaut dans un grand nombre de cas et on arrive à cette conclusion que ce réflexe est d'une infidélité extrême. La cause de cette infidélité réside dans les contractions musculaires antagonistes qui se font dans les pieds des patients au moment où on les examine. Que l'on percute le tendon d'Achille dans le décubitus dorsal, qu'on le fasse, le sujet étant agenouillé, on n'arrivera pas, dans un très grand nombre de cas, à obtenir le semi-relâchement musculaire indispensable à la production de la réaction. Ce relâchement, que l'on peut apprécier assez facilement au genou et au poignet, ne peut être exactement mesuré au pied dont les muscles contractés empêchent le réflexe de se produire. Nous ne pouvons pas dire, comme nous l'avons fait pour le réflexe rotulien, que l'individu qui présente l'absence du réflexe achilléen peut être considéré comme malade ; nous devons reconnaître au contraire que cette réaction manque souvent chez les sujets sains. »

M. Cestan a vivement attaqué ce passage du rapport de M. Crocq. « M. Crocq déclare que le réflexe achilléen est infidèle. Au contraire, notre opinion est que la recherche du réflexe achilléen est aussi facile et instructive que celle du réflexe rotulien. Nous l'avons toujours constaté à l'état normal sur plusieurs centaines de sujets depuis cinq ans que nous pratiquons systématiquement sa recherche. Notre maître, M. Babinski, a suffisamment insisté sur la valeur de ce réflexe qui tient sous sa dépendance le nerf sciatique. Toutes nos recherches nous ont confirmé ce fait ; le réflexe achilléen est au moins aussi important que le réflexe rotulien. »

Il est certain que, si la recherche du réflexe achilléen n'est pas aussi facile que le prétend M. Cestan, elle ne s'en fait pas moins à peu près toujours avec fruit. Dans le service de M. Lannois, on percute les tendons d'Achille de tous les malades et le réflexe se produit, sauf de rares exceptions toutes les fois qu'une cause morbide ne l'a pas supprimé. M. Babinski le fait constamment examiner et avec succès. Si nous osons relater le fruit de notre expérience, bien restreinte malheureusement, nous pouvons dire que nous avons trouvé cette réaction aussi fidèle que celle du genou.

Pour obtenir le réflexe achilléen, le meilleur procédé consiste, comme le conseille M. Lannois, à faire agenouiller le malade sur une chaise et de le faire s'enfoncer jusqu'à ce que les malléoles dépassent à peine le bord de la chaise. De cette façon, le poids du corps repose tout entier sur les genoux, et la jambe repose inerte sur le siège. Il est bien aussi de mettre un coussin quelconque sous les genoux et les jambes ; en effet, sans cette précaution, le malade se raidit pour éviter de se faire mal sur un siège dur. On s'assure que le pied est ballant et on percute doucement le tendon. Si nous avons un peu longuement insisté sur ces détails, c'est que le réflexe achilléen est, comme nous le verrons plus loin, d'une importance considérable.

Pour l'examen des malades couchés, on peut faire agenouiller le malade en travers de son lit ; les pieds débordent d'un côté et le sujet s'accoude en s'appuyant le plus possible de l'autre côté.

Nous signalerons encore un procédé décrit par M. le professeur Grasset et indiqué par M. Crocq dans son rapport. « Le malade étant couché, on passe sous le pied en étrier une bande circulaire de 70 à 80 centimètres de longueur ; sous l'autre extrémité, on place un marteau ou un couteau à papier, et, la bande étant tendue, on percute avec un autre marteau sur le premier, dans le sens opposé à celui des contractions volontaires du muscle examiné. » Il faut avouer que c'est un peu compliqué.

C'est M. Babinski qui a surtout insisté sur la nécessité de rechercher le réflexe achilléen.

Nous ne pouvons-nous empêcher de signaler, à propos du réflexe achilléen, un article du Dr Debray (*Journal de neurologie* 1901 n° 14) Cet article est intitulé : Reflexe achilléen paradoxal. Ce phénomène consiste en la flexion du pied à la percussion du tendon d'Achille. Le sujet est une femme atteinte de paralysie spinale syphilitique de Erb. Ce reflexe serait dû, d'après l'auteur, à un état hypertonique vis-à-vis de ceux de la région postérieure; des muscles fléchisseurs du pied permettant ainsi à la percussion du tendon de mettre en branle leur contractilité avant que celle de leurs autagonistes soit éveillée.

Réflexes ordinairement cherchés sur le membre supérieur

Au membre supérieur, on étudie le réflexe radial, celui des fléchisseurs, le réflexe olécranien et celui du biceps. Toutes ces réactions ont ceci de particulier que leur recherche est un peu plus difficile que pour le membre inférieur. Elles ne sont pas d'ailleurs chez l'homme sain d'une constance absolue.

Pour chercher le réflexe radial, il faut prendre dans la main gauche le poignet du malade dans une position intermédiaire entre la pronation et la supination, de telle façon que le cubitus soit en bas sur la main qui soutient tout le poids du membre, la main retombe aussi inerte que possible. On percute à deux travers de doigt au-dessus de l'articulation. Il se produit une contraction du long supinateur et du biceps, rarement une contraction des radiaux (Sternberg.)

On obtient le reflexe olécranien en mettant la main gauche vers le pli du coude, de façon que tout le poids du membre reposant sur cette main, l'avant-bras retombe inerte et fléchi à 90 degrés sur le bras. Ce reflexe est très constant. La réaction est produite par la contraction du triceps à laquelle s'ajoute quelquefois celle du grand dorsal et du grand pectoral.

Pour examiner le reflexe des fléchisseurs de la main, le médecin prend dans sa main gauche la face dorsale du poignet du malade. Il faut que le membre tout entier soit inerte. La réaction est d'ailleurs fort inconstante. Il faut percuter les tendons à deux ou trois travers de doigt au-dessus de la jointure.

Le reflexe du tendon du biceps peut s'obtenir de la façon suivante. On invite le malade à laisser reposer son coude sur un plan résistant, on soutient son avant-bras demi-fléchi et on percute sur le tendon.

La recherche du reflexe cubital se fait rarement et d'une façon qu'il est facile d'imaginer.

DEUXIÈME PARTIE

DISSOCIATION DES RÉFLEXES TENDINEUX EN GÉNÉRAL

Comme nous l'avons déjà dit dans l'introduction, les faits de dissociation des réflexes ne sont pas extrêmement rares en clinique. Cette dissociation consiste dans le manque d'homogénéité entre les diverses réactions tendineuses que l'on recherche. Nous considérerons dans une première classe les dissociations entre les reflexes du membre supérieur et ceux du membre inférieur ; dans une deuxième classe les dissociations d'un membre à l'autre, soit au sujet du membre thoracique, soit au sujet du membre pelvien ; une troisième classe comprendra les discordances réactionnelles entre chaque segment de membre.

Cette variabilité de réactions ne contrarie pas la théorie nerveuse des reflexes — Celle-ci peut en effet expliquer parfaitement les faits qui font l'objet de notre travail.

La théorie nerveuse des réflexes, universellement admise de nos jours, nous dit qu'une réaction tendineuse exige pour se produire :

1° L'intégrité ou la non-destruction absolue du conducteur centripète;

2° L'intégrité ou la non destruction absolue du centre de réception. Et il nous est indifférent ici que ces centres soient multiples ou qu'ils puissent se suppléer, qu'ils soient médullaires ou mésencéphaliques;

3° La non dégénérescence complète du conducteur centrifuge chargé de l'innervation des groupes musculaires;

4° La conservation relative du muscle. Nous ne parlons pas, bien entendu, des cas où la contracture, un traumatisme, une affection chirurgicale, opposent un obstacle mécanique à la production du phénomène.

Il est bien certain qu'une lésion destructive d'un de ces quatre facteurs déterminera l'abolition des réflexes correspondants. Comme chaque tendon réflexogène, comme chaque muscle ou groupe musculaire correspondant à une réaction tendineuse possède une innervation relativement indépendante, on n'a pas de peine à comprendre l'individualité des réflexes tendineux.

Pour les centres, quelle que soit la place qu'on leur assigne, il faut bien admettre qu'une lésion destructive située sur le passage des conducteurs peut faire disparaître leurs fonctions, d'où la possibilité d'une individualité centrale des réflexes. D'ailleurs, malgré l'autorité de MM. Crocq et Van Gehuchten, plusieurs faits cliniques ont prouvé qu'il existe des centres réflexes médullaires, indépendants jusqu'à un certain point les uns des autres, Par conséquent, il ne peut répugner à personne d'admettre leur fonctionnement indépendant.

Nous ferons, au cours de ce travail, une petite étude anatomique des facteurs réflexogènes nécessaires à chaque réaction en particulier, étude destinée à expliquer chaque forme de dissociation.

D'ailleurs, des essais de localisations médullaires ont été faits dans ces derniers temps. Sano, Van Gehuchten, Marinesco ont cherché dans les cornes antérieures les lésions correspondant à des amyotrophies localisées. Déjà, M. Brissaud avait créé, au sujet des localisations sensitives sa théorie des troubles segmentaires, basée sur de séduisantes hypothèses embryogéniques. Sous l'influence de ce professeur, on a commencé des recherches sur les localisations motrices dans la moelle. On a surtout eu recours à l'anatomo-clinique et la méthode de Nissl, permettant de pousser l'analyse anatomo-pathologique très loin, a donné quelques résultats. On trouvera dans l'*Iconographie de la Salpêtrière* (n° 1 de l'année de 1902) un article de MM. Cestan et Huet, où sont toutes les indications bibliographiques. Cette question des origines réelles des nerfs rachidiens nous intéresse pour notre travail. En effet, si l'on arrive à déterminer des centres moteurs individualisés soit pour chaque muscle, soit pour chaque segment de membre, l'individualité réflexe centrale sera lumineusement expliquée. S'il existe des cellules réflexogènes dans la moelle, leurs expansions centrifuges doivent très probablement passer par le relai cellulaire moteur des cornes antérieures. Voici quelques mots sur l'état de la question : Sano pense que chaque muscle doit avoir son noyau distinct dans la corne antérieure. Van Gehuchten croit que la localisation motrice est segmentaire. Parhon pense que les localisations sont fonctionnelles, admettant ainsi une pathogénie des troubles moteurs rappelant l'explication des troubles syringomyéliques au point de vue sensitif.

En ce qui concerne la détermination des centres moteurs eux-mêmes, il est infiniment regrettable que les auteurs ne s'accordent pas. Aussi, nous ne pouvons qu'indiquer ces essais sans en préciser les résultats peu précis eux mêmes. Cependant nous citerons les noyaux correspondant aux bras, décrits par Marinesco. Le noyau musculo-cutané est constitué par une masse de cellules qui apparaissent au niveau du sixième segment cervical avant le noyau du radial. Lorsque les cellules de ce dernier noyau font leur apparition, elles sont situées un peu en avant et en dehors de celles qui constituent le centre du musculo-cutané. Plus bas, au niveau du tiers supérieur du septième segment cervical, le noyau du radial se développe de plus en plus, tandis que celui du musculo-cutané diminue pour disparaître bientôt après (Marinesco, *Revue neurologique*, 1901); De Neef (*Le Névraxe*, t. II), décrit dans le septième segment cervical trois groupements cellulaires postéro-externes, un groupement A pour les muscles de l'épaule; un second B répondant au bras; un troisième C pour le nerf circonflexe.

CHAPITRE PREMIER

DISSOCIATION ENTRE LES RÉFLEXES DU MEMBRE SUPÉRIEUR ET CEUX DU MEMBRE INFÉRIEUR

Rien n'est plus fréquent que ce phénomène. Toutes les affections médullaires siégeant au-dessous de la première dorsale sont capables de le produire. Les lésions interstitielles, méningées ou médullaires, modifient les réflexes seulement dans le membre inférieur. Une modification anatomique isolée des nerfs centripètes, des nerfs musculaires ou des ganglions médullaires du membre supérieur ou du membre inférieur se traduira par un changement dans la modalité réflexe seulement dans un des membres. Enfin, nous transcrivons quelques observations où cette dissociation existe et dans lesquelles on ne saurait, à notre avis, invoquer de troubles anatomiques. Il est inutile de citer les innombrables cas de paraplégie spasmodique, de compression médullaire, de méningite chronique rachidienne, de myélites localisées au-dessous de la première dorsale.

Nous ferons seulement remarquer que, dans les nombreux cas de tabes à début banal par la bandelette de Pierret, pendant assez longtemps les réflexes persistent au membre supérieur. Dans les amyotrophies de ce membre, dans les paralysies radiculaires ou tronculaires, la suppression isolée des réflexes, correspondant aux nerfs ou muscles atteints, s'observe couramment. Dans les monoplégies brachiales hystériques, pas de modifications. Enfin, dans le tabes cervical, on trouve quelques observations où la réflectivité du membre pelvien reste intacte, alors que celle du membre thoracique est copieusement touchée.

L'explication anatomique de ces phénomènes est extrêmement facile. Le plexus brachial se détache de la moelle entre la quatrième cervicale et la deuxième dorsale, tandis que le membre inférieur est innervé par les plexus lombaire et sacré.

En tout cas, lorsque tous les réflexes du membre supérieur offriront des modifications inverses à celles des réactions du membre supérieur, il faudra penser à une lésion limitée de la moelle, et rechercher les signes qui pourraient la trahir.

Voici quelques cas cliniques.

OBSERVATION I (service de M. Lannois).

D... Joseph, soixante-huit ans.

Syncopes. — Vitiligo. — Affaiblissement de la vue. — Sénilité.

Résumé. — Père alcoolique. Rien à signaler comme A P.

Il y a un an, perte subite de connaissance, chute sans pro-

dromes ni aura, pas de convulsions. Le malade a vomi au réveil.
Aucun souvenir. Deuxième chute quinze jours après. Pas de
vertiges. Affaiblissement de la vue. Pas de troubles de la démarche. Pas de Romberg. Pas de tremblements. Plaques de vitiligo
assez symétriques sur le tronc et le scrotum.

Se présente à la consultation le 2 septembre 1902.

Réflexes rotuliens très faibles.

— achilléens nuls.

Bras et avant-bras exagérés, à droite la percussion provoque
un véritable tremblement.

OBSERVATION II. (Service de M. Lannois)

B..., journalier, cinquante et un ans.

*Myopathie généralisée avec pseudo-hypertrophie. — Myoto-
nie des muscles des mollets.*

Résumé. — Père nerveux. Quatre frères bien portants. Pas de
maladie antérieure.

Il y a treize ans s'est aperçu, qu'étant blessé, il avait de la
peine à se relever. Il attribue sa maladie à l'influence de l'humidité. Commencement de l'atrophie par les lombes. L'affaiblissement des bras devient tel qu'il est obligé de cesser le travail.
Au bout de deux ans, commence à s'apercevoir que ses cuisses
maigrissent. Nombreux séjours à l'Hôtel-Dieu où on l'électrise.
Pas d'amélioration. Depuis un an est apparu un phénomène
nouveau. Lorsqu'il passe de la position courbée à la position
debout, une vive douleur se produit au niveau des mollets et,
dressé en équinisme, il est obligé d'attendre un moment avant
de poser son talon sur le sol.

Actuellement, atrophie musculaire généralisée, cyphoses de
compensation Un peu de pseudo-hypertrophie. Scapulae alatae.
Impotence marquée des membres.

Réflexe rotulien absent.

— achilléen absent.

Bras et avant-bras conservés à droite, abolis à gauche.

OBSERVATION III (inédite). (Service de M. Lannois.)

P..., Madeleine, tisseuse, quarante-trois ans, sait lire et écrire.

Diagnostic. — *Compression de la moelle dans la région cervicale.*

Résumé. — Père mort d'un néoplasme stomacal. Rien de plus à signaler dans les antécédents héréditaires.

Comme antécédents personnels, rougeole dans l'enfance. Pas de convulsions. Variole en 1870. Mariée à vingt ans, a eu cinq enfants, dont deux morts d'affections banales et trois bien portants. Fièvre typhoïde à trente ans sans séquelles. Pas d'alcoolisme.

Il y a un an, elle commença à ressentir dans le cou une douleur qui lui faisait baisser la tête et qui était persistante. Pas d'ictus ni d'étourdissements. Peu à peu faiblesse des membres à gauche avec contracture précoce s'exagérant à l'occasion des mouvements. Douleurs dans le membre inférieur droit jusqu'à la ceinture, à caractère de douleurs cuisantes. Dernièrement, fourmillements dans la main droite.

État actuel. — Démarche difficile, la jambe gauche fauche. Parésie générale de tout ce côté avec contracture violente à l'occasion d'une excitation. A droite, motilité conservée; à la jambe sensibilité générale amoindrie. Le membre supérieur droit est intact.

Les réflexes sont exagérés aux membres inférieurs. Clonus du pied à gauche et clonus de la rotule du même côté.

Aux membres supérieurs, réflexes normaux,

Légère incontinence des matières.

OBSERVATION IV (inédite). Service de M. Lannois.)

R... Claudine, couturière, soixante et un ans, ne sait ni lire ni écrire.

Diagnostic. — Paralysie infantile.

Résumé. — Père et mère nerveux. La mère a eu des ennuis pendant la gestation ; la malade n'a jamais marché. Pas de mariage. Fièvre typhoïde en 1867. Zona à la partie supérieure du thorax à cinquante ans. Plusieurs angines. Ni alcoolisme ni syphilis.

Affection ayant débuté à six mois après des convulsions par une paraplégie complète. Membres supérieurs et thorax toujours et d'emblée respectés. Douleurs.

État actuel. — Atrophie marquée des membres inférieurs : fesses, bassin, cuisses et jambes. Pied gauche complètement retourné, le dos en bas. Pied droit en varus équin.

Au membre supérieur, force conservée Ankylose fracturaire du coude gauche, tremblement sénile.

Réflexes rotuliens, complètement abolis.

Bras et avant-bras normaux.

L'ankylose empêche le réflexe olécranien à gauche.

Réflexe cutané plantaire, nul à droite, conservé à gauche et en flexion.

OBSERVATION V (inédite. Service de M. Lannois.)

T..., Henriette, quatorze ans, née à Lyon, sait lire et écrire.

Diagnostic. — Paraplégie avec abolition des réflexes rotuliens. — Troubles subjectifs de la sensibilité. — Polynévrites(?)

Résumée. — Rien à signaler à l'hérédité. Au point de vue personnel, enfance normale, bronchite à quatre ans. Rougeole. Varicelle à sept ans.

Le 25 juillet 1901 (observation prise en août 1901), maux de tête violents, torpeur, épistaxis, picotements dans les jambes, douleur dans le ventre, constipation. Le 26, la malade s'alite, le 27, visite d'un médecin. Impossibilité de la marche. T. = 38°6. Mictions rares. Constipation opiniâtre.

État actuel. — Emotivité. Jambe droite normale (dans le lit), jambe gauche tournée en dedans et paralysée dans cette position.

Ne peut soulever le talon du lit, peut fléchir la jambe sur la cuisse. A droite, à gauche, douleurs assez vives surtout la nuit. Impotence. Douleur profonde à la pression sur le sciatique gauche. La malade ne peut s'asseoir. Pas de douleur à la pression sur le rachis. Fesse droite plus élevée que la gauche.

Les membres supérieurs sont intacts. Sensibilité normale à la surface de tout le corps.

Réflexes rotuliens abolis. Achilléens abolis. Bras et avant-bras normaux. Cutanés plantaires abolis. Pas de clonus.

Ni sucre ni albumine.

OBSERVATION VI (inédite).

(Service de M. Lannois, à la date du 4 avril 1902).

N..., Joseph, gardien de la paix, cinquante-quatre ans, né à Lyon, sait lire et écrire.

Diagnostic. — *Ataxie locomotrice.*

Résumé. — Père mort d'apoplexie. Rien de plus à signaler.

Marié à trente-deux ans, divorcé trois ans après, un enfant mort à quarante-cinq jours dans des convulsions, un peu d'alcoolisme, syphilis probable à vingt-cinq ans.

Début il y a trois ans par des douleurs fulgurantes dans la jambe droite et impotence légère. Il y a deux ans, douleurs dans les deux jambes à caractère fulgurant. Depuis quatre mois douleurs généralisées en ceinture, fourmillements dans les pieds et les mains.

Depuis deux ans troubles de la vue. Depuis quatre mois marche pénible. Talonne et a de l'ataxie. Signe de Romberg, Sensation de tapis. Troubles viscéraux. Miction difficile. Frigidité.

Examen somatique. Incoordination très marquée des membres inférieurs et supérieurs. Zones d'anesthésie.

Réflexes, rotulien aboli, achilléen aboli. Bras et avant-bras. Olécranien aboli. Radial, cubital, réflexes des fléchisseurs conservés et normaux.

Signe d'Argyll-Robertson.

Rien aux urines.

OBSERVATION VII (inédite).

(Service de M. Lannois, à la date du 23 mars 1901).

P..., Marie, trente-deux ans, sait lire et écrire.

Diagnostic. — Tabes au début. — Abolition des réflexes ro-tuliens. — Douleurs fulgurantes. Mydriase. — Romberg. Crises épileptiformes et absences.

Résumé. — Rien au point de vue héréditaire. Mariée à vingt-trois ans, trois enfants vivants en bonne santé, une fausse couche. Rougeole, anémie, poussée de tuberculose pulmonaire à vingt et un ans.

Légère névropathie, une absence il y a six mois, puis absences souvent renouvelées, deux crises convulsives avec perte de connaissance et morsure de la langue, énurèse nocturne.

Examen somatique. — Rien à la motilité ni à la sensibilité. Romberg. Argyll-Robertson.

Réflexes, rotulien aboli. Bras et avant-bras normaux.

Rien aux urines.

OBSERVATION VIII (inédite).

(Service de M. Lannois, à la date du 13 décembre 1900).

D..., Mathilde, domestique, trente-quatre ans, sait lire et écrire.

Diagnostic. — Tabes datant de six ans. Troubles de la sensibilité. — Peu d'ataxie.

Résumé. — Rien au point de vue héréditaire, deux enfants vivants et deux fausses couches, nie toute syphilis. Pas d'alcoolisme.

Névropathie légère. Affection ayant débuté il y a sept ans par des picotements et des crampes dans les deux mollets. Un docteur fit le diagnostic de tabes inférieur. Puis douleurs fulgurantes. Constipation opiniâtre.

Actuellement, marche presque normale. Talonnement. Ataxie légère. Romberg net. Force diminuée.

Réflexes rotulien et archilléen abolis Bras et avant-bras normaux, pas d'Argyll-Robertson. Frigidité depuis deux ans. Coït toujours debout deux ou trois fois par jour.

OBSERVATION IX (inédite. Service de M. Lannois.)

S..., Rosalie, vingt et un ans, repasseuse, sait lire et écrire.

Diagnostic. Chorée hystérique datant de sept semaines, guérie par la suggestion. Abolition des réflexes rotuliens.

Résumé. — Rien au point de vue héréditaire. Scarlatine à six ans. Pas de syphilis ni alcoolisme.

Il y a sept semaines, à la suite d'une indigestion, chorée d'abord au bras droit, s'étant étendue peu à peu aux jambes.

Examen somatique. — Mouvements choréiques au bras droit et aux jambes. Hémianesthésie du côté droit.

Réflexes. — Rotulien aboli des deux côtés.

Bras et avant-bras, les réflexes persistent à gauche.

Rien aux urines.

OBSERVATION X (inédite. Service de M. Lannois.)

B..., Philiberte, ménagère, vingt-huit ans, sait lire, écrire et compter.

Diagnostic : Hystérie.

Délire de persécution chez un frère.

Abolition du réflexe rotulien.

Père vivant, soixante-seize ans, asthmatique, pas nerveux, pas alcoolique.

Mère morte, cinquante et un ans, morte d'asthme, pas nerveuse.

Différence d'âge, sept ans, *consanguinité*, pas.

Granps parents, côté paternel pas de renseignements.

Grand-père, côté maternel, mort à soixante dix-huit ans.

Quatre tantes mortes, pas d'autres renseignements.

Frères et sœurs, 8 enfants de deux lits, 5 vivants, 3 morts : 1° Une fille, morte à trente-trois ans, poitrinaire ; 2° un garçon, mort, à vingt-quatre ans, d'une hernie ; 3° un garçon à vingt-trois ans, d'une méningite ; 4° vivant ; 5° un garçon, quarante-sept ans, bien portant ; 7° un garçon, trente-quatre ans, ayant le délire de la persécution, a fait un séjour à l'asile de Bourg ; 8° une fille, trente-deux ans, très nerveuse, coliques hépatiques.

9° La malade : *Grossesse de la mère* ne sait pas.

Accouchement à terme, conditions de l'accouchement facile, pas de forceps *Asphyxie à la naissance*, pas. *Enurèse nocturne* pas. *Règles*, treize ans et demi, régulièrement, abondamment.

Mariée il y a cinq ans, mari vivant, bien portant. *Enfants, quelles affections ont-ils présentées ?* jamais de fausse-couche.

Maladies antérieures, infections diverses, rhumatismes intoxications, etc. Rougeole à dix ans, pas de scarlatine, souvent douleurs articulaires ; pas de bronchite, a été traitée trois fois à Paray-le-Monial, pour anémie. Se plaint de catarrhe intestinal.

Alcoolisme, un verre de vin par jour, pas d'alcool, pas d'absinthe. *État nerveux antérieur.* Pas nerveuse jusqu'à seize ans, l'est devenue à partir de cet âge. Pas d'émotion, pas de frayeur, un peu de contrariété, pleurait et riait facilement, ne se battait pas, mais se disputait souvent.

Caractère plutôt mélancolique, plutôt triste, pas d'autre affection nerveuse antérieure que celle pour laquelle se présente la malade aujourd'hui.

Début de l'affection actuelle. La première crise aurait débuté il y a longtemps, la malade ayant dix-huit ans, il y a une dizaine d'années. La malade était en train de faire son ménage, quand elle sentit une douleur qui venait des mains et montait dans tout le corps. La malade n'aurait pas senti de boule à ce moment. Pas de cri, pas d'écume ; après une période de contractions toniques, elle se mit à être agitée de tous ses membres, surtout les bras et les jambes ; pas la tête.

Elle avait eu le temps de s'asseoir ; pas de perte de connaissance, pas de mictions involontaires ; elle se rendait parfaitement compte de ce qui se passait autour d'elle.

Actuellement, la malade est continuellement énervée, se fâche pour des motifs futiles, elle ne prend de crise qu'à peu près tous les mois; parfois toutes les trois semaines ; il y a deux mois qu'aucune crise ne s'est produite. Celle-ci survient surtout quand la malade a été contrariée. *Membres supérieurs, forces, résistance, tremblement, etc.* La force aurait peu diminué, pas de tremblement en dehors des crises. Au dynamomètre à droite = 23 ; A gauche = 25. *Membres inférieurs.* La force aurait diminué; les jambes flageollent facilement, ne titubant, ni ne vacillant pas en dehors des vertiges. Rien dans la marche. *Sensibilité cutanée :* normale des deux côtés; pas d'hypoesthésie, pas d'hyperesthésie.

Réflexes : a, tendineux, rotulien aboli des deux côtés.

Bras, avant-bras conservé. *Masseterin* normal, *plantaire* aboli. *Abdominal* conservé. *Muqueux, conjonctival* conservé. *Cornéen* très marquée. *Pharyngien* conservé.

Trépidation épileptoïde, pas. *Phénomène du genou,* pas.

Coordination motrice, normale. *Notion de position,* normale.

Sens stéréognostique, normal. *Zones hystérogènes,* pas de point sus et sous-mammaires, pas de zones ovariennes. *Troubles trophiques.* Cicatrice de panaris au pouce de la main droite. *Organes des sens : a) œil, musculature :* normale, *Nystagmus,* pas de nystagmus.

Pupilles, réagissent bien. *Acuité visuelle,* normale. *Champ visuel,* pas de rétrécissement. *Diplopie,* pas.

Troubles sphinctériens, pas.

Organes splanchniques. Rien au cœur, palpitations, essoufflement, respiration légèrement soufflante au sommet gauche, surtout en avant, pas d'amaigrissement, pas d'hémoptysies. Pas d'appétit, souvent constipée.

Urines : sucre, pas. *Albumine,* pas.

CHAPITRE II

DISSOCIATION DES RÉFLEXES TENDINEUX
D'UN COTÉ A L'AUTRE

Rien n'est plus banal que ce phénomène, aussi nous n'y insisterons guère.

On observe des modifications unilatérales des réflexes :

1° Dans les amyotrophies unilatérales (abolition du côté malade) ;

2° Dans les névrites périphériques et les paralysies unilatérales, et dans les compressions des nerfs ;

3° Dans toutes les affections attaquant les ganglions et les racines ou amenant leur compression d'un seul côté ;

4° Dans toutes les lésions cérébrales limitées à un hémisphère et amenant ou non la dégénérescence ou l'irritation fonctionnelle des cordons cortico-spinaux ;

5° Dans les lésions de la moelle d'un seul côté, méningite localisée, carie, luxations vertébrales, hémorragies limitées. Nous ferons observer cependant que quelques auteurs, Babinski, Marie, considèrent comme organique toute hémiplégie où il y a modification unilatérale des réflexes.

Enfin, il y a un certain nombre de cas où l'on observe cette dissociation sans que l'on puisse comprendre quelle en est la cause anatomique. La réaction tendineuse se montre capricieuse.

Nous pensons qu'il est superflu de citer des observations se rapportant à cette deuxième classe.

CHAPITRE III

DISCORDANCE RÉACTIONNELLE
ENTRE CHAQUE SEGMENT DU MEMBRE

Ce phénomène consiste, comme il est facile de le prévoir, dans une différence entre les réflexes tendineux du segment inférieur et ceux du segment supérieur d'un des deux membres thoracique ou pelvien.

A. Membre supérieur

Explication anatomique. La motricité du membre supérieur est sous la dépendance de quatre nerfs, le radial, le cubital, le médian et le musculo-cutané. (Nous ne parlons pas du circonflexe qui ne concourt à la production d'aucun réflexe.)

L'avant-bras est sous la dépendance du radial, du cubital, du musculo-cutané et du brachial pour la sensibilité.

Les réflexes sont dépendants du médian (réflexe radial, réflexe des fléchisseurs) et du cubital (réflexe cubital.)

Le réflexe olécranien tient son incitation centrifuge et centripète du radial.

Enfin le réflexe du biceps dépend du médian.

Dans le plexus brachial, ces nerfs ont le trajet suivant. Les fibres du musculo-cutané vont au cinquième et

sixième nerf cervical. Le médian va aux trois derniers
nerfs cervicaux et au premier dorsal. Le cubital
tire ses fibres du dernier cervical et premier dorsal.
Le radial vient des quatre derniers nerfs cervicaux.

Comme on le voit, l'anatomie radiculaire est loin de
donner une explication des cas de dissociation. Cependant Sharkey *(The Lancet*, 21 juin 1889 et 29 juin
1889) localise le passage des conducteurs de la façon
suivante : biceps et long supinateur (6e cervical),
triceps (7e cervical).

En tout cas, l'on comprendra la discordance entre les
deux segments dans les maladies tronculaires, *a fortiori*
dans les amyotrophies limitées comme le type Aran-
Duchenne au début.

Peut-être, dans quelques lésions médullaires ou ganglionnaires au début, bien limitées, pourrait-il y avoir
discordance entre la réflectivité tendineuse du bras et
celle de l'avant-bras. Si l'on se reporte à l'observation
VI, on voit que le malade, un ataxique, présente abolition des rotuliens et achilléens, abolition des olécraniens, conservation des réflexes de l'avant-bras.

Nous ne citerons pas de faits de paralysies plombiques, paralysies radiales de toutes natures, amyotrophies, etc., où cette discordance existe. Elle est rarement recherchée au membre supérieur dont les réflexes
sont d'ailleurs un peu inconstants et négligés.

B. **Membre inférieur**.

Ici, au contraire, l'étude individuelle de chaque réflexe
est importante à faire. On pourrait, avec beaucoup de

raison, réclamer des cliniciens l'examen du réflexe du tendon d'Achille.

L'indépendance du réflexe patellaire et du réflexe achilléen est facile à expliquer anatomiquement.

Anatomie. —Le quadriceps de la cuisse est innervé par une branche du crural, nerf terminal du plexus lombaire.

La sensibilité de la région rotulienne est assurée par les deux musculo-cutanés, par le rameau rotulien du saphène interne (crural) et par une branche de l'obturateur (plexus lombaire). D'ailleurs, les nerfs tendineux doivent provenir des nerfs musculaires du quadriceps.

Le plexus lombaire tire ses éléments des branches antérieures des quatre premiers nerfs lombaires.

Au contraire, le réflexe achilléen fait partie du domaine fonctionnel du grand sciatique.

Le quadriceps sural est innervé par des branches du sciatique poplité interne. La sensibilité de la région du tendon d'Achille est assurée par le saphène externe (sciatique poplité externe) et le saphène interne (crural). Il faut dire que la sensibilité tendineuse est probablement sciatique. Le plexus sacré, d'où vient le grand sciatique, est formé par les branches antérieures du cinquième lombaire et des quatre premiers sacrés.

Cône terminal.—Petite région répondant en bas au corps de la deuxième lombaire, ayant environ 2 à 3 centimètres de hauteur. Les lésions du cône terminal ont fait l'objet d'une étude de M. le professeur Raymond (Cliniques affections du cône terminal et de la queue de cheval).

Les troisième, quatrième et cinquième nerfs sacrés s'en détachent. Ils contiennent les fibres sphinctériennes. M. Raymond cite quelques cas cliniques (pottiques surtout) de lésions isolées du cône terminal.

Il y a, d'après cet auteur, l'expression symptomatologique suivante : Intégrité des réflexes rotuliens, abolition dés achilléens, parésie ou paralysie du pied et de la jambe. Intégrité de la cuisse. Troubles sphinctériens. Anesthésie en selle.

Epicône médullaire. Anatomie. — C'est la région située immédiatement au-dessus du cône. Muller et Raymond le font arrêter au-dessus de l'émergence de la troisième racine sacrée. Munier, de Paris, le fait remonter jusqu'à l'émergence de la cinquième lombaire.

Une étude des lésions de cette région a été publiée par Minor. (Lésions traumatiques dans le domaine de l'épicône médullaire, XIIIe congrès international de médecine, séance du 6 août 1901. Compte rendu in *Archives de neurologie*, tome XI, p. 79.)

Dans ce travail, Minor caractérise ainsi la symptomatologie de la lésion isolée de ce petit territoire: 1° intégrité des sphincters; 2° intégrité des réflexes rotuliens; 3° abolition des réflexes achilléens.

Nous citons une observation de M. Laignel-Lavastine où il a été conclu à une hématomyélie localisée à l'épicône.

Nous croyons que ces quelques notions anatomiques expliquent suffisamment l'individualité de chacun des deux réflexes recherchés sur le membre inférieur.

Voici les principales modalités de la dissociation :

1° Le réflexe rotulien est normal ou exagéré, le réflexe achilléen est aboli sur le même membre ;

2° Le réflexe rotulien est aboli ou très faible, le réflexe achilléen est exagéré ou fort ;

3° Enfin si l'on considère la réflectivité comparée des deux membres inférieurs, sans parler des cas où les réflexes d'un côté sont tous deux modifiés en sens inverse de ceux de l'autre membre (2ᵉ classe), on trouve quelques rares observations de dissociation croisée. Nous en citons un cas bien caractéristique observé par M. Lannois.

Physiologie pathologique. — 1° Le réflexe rotulien est normal ou fort, marqué tout au moins ; le réflexe achilléen est aboli.

Dans la sciatique, les lésions du nerf expliquent le symptôme.

Dans le tabes débutant par les racines sacrées, il ne peut y avoir de répugnance à admettre que la dissociation est le fait de la limitation des lésions. M. Sano admet le diagnostic de tabes basé sur la suppression du réflexe achilléen, même s'il n'y a pas de troubles vésicaux (Société belge de neurologie, 1899). Enfin nous citons un certain nombre de cas de syphilis où on observe le symptôme. Nous avons même une observation de tremblement à caractère parkinsonnien. Dans ces cas nous pensons que même des hypothèses ne pourraient être que risquées.

Dans les lésions du cône terminal, la dissociation d'origine centrale s'explique d'elle-même (Raymond, affections du cône terminal et de la queue de cheval, *Cliniques*). La région d'où part le crural reste intacte et le réflexe rotulien n'est pas modifié. On peut en dire autant des lésions de l'épicône ;

2° Le réflexe rotulien est aboli ou très faible, le réflexe achilléen est exagéré ou fort. Cette modalité est extrêmement rare. Nous n'en avons pas de cas cliniques. En tout cas la lésion isolée du crural explique la dissociation périphérique, et si on croit qu'il y a des centres réflexes médullaires pouvant remplacer l'action cérébrale, comme dans l'observation de M. Lannois publiée dans le *Lyon médical*, on peut comprendre une dissociation centrale par lésion des racines lombaires ou de la moelle lombaire ;

3° Il y a dissociation croisée. Nous avons une seule observation se rapportant à cette modalité, celle de M. Lannois : méningo-myélite spécifique, atrophie musculaire simulant le type Aran-Duchenne. Nous ne dirons rien sur la pathogénie de ce trouble, sinon que l'on peut penser à une extrême limitation des lésions.

Ces modalités des deux réflexes ont été surtout étudiées dans la sciatique et le tabes.

C'est M. Babinski qui a découvert cet ensemble clinique et qui, citant des observations très précises, en a tiré des conclusions séméiologiques de la plus haute importance.

Nous pensons que le monde neuro-pathologiste lui doit la connaissance de notions précieuses. Il a bien voulu nous envoyer, avec un empressement dont nous lui sommes reconnaissant, ses communications aux Sociétés savantes sur ce sujet.

La thèse de Seyer, inspirée par Babinski, résume toute la question du réflexe achilléen dans le tabes.

Ce réflexe était absolument négligé il y a quelques années. Nulle part il n'est question de la disparition du réflexe du tendon d'Achille précédant la perte du réflexe rotulien. Voici comment s'exprime M. Dejerine dans la *Pathologie générale de Bouchard* : « Dans le tabes, l'abolition du réflexe rotulien est un phénomène presque constant et généralement très précoce. L'abolition du réflexe du tendon d'Achille est également très précoce dans le tabes. Il n'est pas prouvé cependant qu'elle précède d'ordinaire celle du tendon d'Achille. »

Or, M. Babinski a prouvé que cette disparition isolée du réflexe achilléen n'est pas absolument rare. C'est d'abord à propos de la sciatique que cet auteur, à la séance de la Société médicale des hôpitaux du 18 décembre 1896, signalait l'abolition ou l'affaiblissement du réflexe du tendon d'Achille du côté malade. Jusqu'alors ce phénomène n'avait été signalé que par Sternberg. Babinski attirait l'attention de ses collègues sur ce que la présence de ce signe se rencontrait aussi bien « dans les cas de sciatique intense avec amyotrophie notable correspondant à la forme que l'on désigne sous la dénomination de sciatique névrite, que chez les malades qui sont atteints de la forme légère de cette affection que l'on nomme sciatique névralgique, épithète qui n'implique pas l'idée que, dans les cas de ce genre, il n'y ait pas d'altération organique de ce nerf ».

Ce signe est un élément de diagnostic très appréciable, car sa présence permet probablement d'écarter l'hypothèse de la simulation. Enfin, ce signe fait défaut dans la sciatique hystérique, à ce que dit M. Babinski. Nous relatons une observation inédite et plusieurs observations de cet auteur. La thèse de P. Janot (Toulouse, 1897) met au point cette importante question.

Deux ans plus tard, également à la Société médicale des hôpitaux, M. Babinski étudiait l'abolition du réflexe achilléen dans le tabes. Ce phénomène, en effet, dénote, l'altération des fibres du sciatique qui fait partie de l'arc réflexe dont le tendon d'Achille est le point de départ, et les muscles postérieurs de la jambe le point d'arrivée. Il faisait remarquer que, le territoire du sciatique étant plus grand que celui du crural, il était, au moins logique de chercher le réflexe achilléen dans le tabes.

M. Babinski divise les tabétiques en quatre classes au point de vue des deux réflexes du membre inférieur :

1° Les malades chez lesquels les deux réflexes sont abolis. C'est l'immense majorité des cas de tabes;

2° Les malades chez lesquels le réflexe rotulien est aboli, le réflexe achilléen est conservé. Dans ces cas la recherche du réflexe achilléen n'a pas grande importance. Tout au plus de sa conservation pourrait-on déduire que les lésions médullaires sont assez limitées;

3° Les malades chez lesquels les deux réflexes persistent plus ou moins affaiblis ou troublés ;

4° Les malades chez lesquels le réflexe rotulien persiste, lorsque le réflexe achilléen est aboli. C'est cette dernière classe qui intéresse surtout les neurologistes.

Enfin M. Van Gehuchten, Société belge de neurologie, séance du 25 février 1899, a publié une observation que nous reproduisons *in extenso* et dans laquelle il y a exagération des réflexes rotuliens et abolition des achilléens. L'auteur croit à un tabes et propose de créer une cinquième classe de malades chez lesquelles les réflexes rotuliens sont exagérés et les achilléens abolis.

Un peu plus tard *(Société de neurologie,* Paris, 1901), M. Babinski revient de nouveau sur cette question : « Ayant, disait-il, étudié systématiquement le réflexe achilléen dans le tabes et en particulier observé des tabétiques dont les réflexes achilléens étaient abolis, tandis que les réflexes rotuliens étaient normaux, j'ai été amené à soutenir que l'abolition du réflexe du tendon d'Achille a, au point de vue du diagnotic de tabes, au moins autant d'importance sinon plus que le signe de Westphal. Si je reviens aujourd'hui sur ce sujet, c'est que les nombreux faits que j'ai observés depuis la publication de mes travaux précédents me conduisent à accorder encore plus de valeur au réflexe achilléen. En effet, depuis que mon attention est attirée sur ce sujet, je n'ai constaté que dans cinq cas de tabes des troubles des réflexes rotuliens coïncidant avec l'intégrité du réflexe du tendon d'Achille, tandis que j'ai bien vu une quarantaine de malades incontestablement tabétiques, chez lesquels le réflexe achilléen était exclusivement troublé ou l'était beaucoup plus que le réflexe du genou. »

Quelques cas examinés dans le service de M. Lannois nous offrent les mêmes particularités et prêtent aux mêmes déductions.

Voici une série d'observations cliniques :

OBSERVATION XI (inédite. Service de M. Lannois).

M... Ernest, manœuvre, trente-trois ans, né à Vals. Sait lire et écrire.

Syphilis, il y a treize ans. Troubles urinaires depuis douze ans (attribués à une blennorragie). Douleurs fulgurantes. Spasmes œsophagiens. Abolition des réflexes achilléens avec exagération des rotuliens. Tabes au début(?)

Antécédents héréditaires : *père* âgé de cinquante-sept ans, légèrement alcoolique, nerveux irritable.

Mère morte à cinquante-quatre ans, d'affection inconnue.

Différence d'âge, un an. *Consanguinité*, pas.

Grands parents, coté paternel.

Grand-père, mort à quatre-vingt-deux ans, un peu alcoolique.

Grand'mère, âgée de quatre-vingt-huit ans, bien portante.

Oncles, tantes, cousins, un oncle et une tante bien portants.

Grands parents côté maternel.

Grand-père, mort à soixante ans.

Grand'mère, morte à quarante-cinq ans, d'affection pulmonaire.

Oncles, tantes, cousins, un oncle et une tante bien portants.

Frères et sœurs, onze, dont quatre morts :

1º Un frère, trente-quatre ans ;

2º Le malade ;

3º Une sœur, trente et un ans ;

4º, 5º, 6º Trois frères morts en bas âge ;

7º Un frère, vingt-trois ans ;

8º Un frère mort en bas âge ;

9º Un frère, âgé de dix- huit ans ;

10º Un frère, âgé de seize ans ;

11º Un frère, âgé de douze ans.

Antécédents personnels, normal.

Grossesse de la mère, normal.

Accouchement à terme, normal.

Conditions de l'accouchement, normal

Asphyxie à la naissance, normal.

Age de la marche, normal.

Age des premières dents, normal.

Age de la parole, normal.

Enurèse, nocturne jusqu'à l'âge de dix ans, toutes les nuits.

Règles.

Ménopause.

Marié à vingt-huit ans, séparé de sa femme depuis un an. Femme très nerveuse, prenait des crises d'hystérie.

Enfants (quelles affections ont-ils présenté ?)

1° Un garçon, âgé de trois ans, bien portant;

2° Un garçon, mort à trois mois à la Charité.

Pas de fausse couche de la mère.

Maladies antérieures (infections diverses, rhumatismes, intoxications, etc.).

Rougeole varicelle : accès de fièvre aux colonies.

Syphilis héréditaire :

Syphilis acquise : contractée il y a treize ans (1889), en Cochinchine.

Alcoolisme, un peu d'absinthisme.

Etat nerveux antérieur : pas de convulsions dans l'enfance. La santé du malade fut toujours bonne. En 1888, pendant son service militaire, il contrata la syphilis en 1889 ; un an après, il eut des accidents secondaires, il se soigna pendant un an après l'accident primitif. Il revint en France, en 1890, et fut soigné à Toulon pour des végétations de l'anus, et on lui fit des injections mercurielles hypodermiques ; dès lors, le malade ne suivit plus aucun traitement spécifique.

Etat actuel. — Depuis douze ans, le malade se plaint de troubles urinaires, qu'il attribue à une blennorragie contractée il y a treize ans ; il a de la pollakiurie, de la difficulté au début de la miction.

Il fut soigné à l'Hôtel-Dieu, puis, en ce moment, à l'Antiquaille, chez M. Rochet, où on constata l'existence d'un rétrécissement de l'urètre et d'une légère cystite. La persistance de ces troubles et l'apparition de douleurs fulgurantes obligea le malade à venir se faire examiner dans le service de M. Lannois.

Actuellement : Outre les troubles de la miction signalés plus haut, le malade se plaint de douleurs ayant apparu il y a six ans, ayant augmenté depuis. A cette époque il présente également une diarrhée intense pendant deux mois et ayant persisté pendant trois ans ; il fut soigné à l'hôpital de la Croix-Rousse. Ensuite, il y a un an, il eut une attaque de dysenterie pour laquelle il entra à l'Hôtel-Dieu.

Les douleurs ont augmenté d'intensité depuis un an et ont toujours présenté le même caractère. Elles apparaissent indifféremment le jour ou la nuit, brusquement, et traversent le membre comme un trait de feu. Elles sont de courte durée et siègent surtout aux membres inférieurs et dans le dos. En outre, depuis trois ans le malade se plaint d'une sensation de constriction à la gorge se montrant à la fin de presque tous les repas. Il lui semble qu'il a un corps étranger qui va l'étouffer et il tousse à plusieurs reprises, ce qui aboutit à l'expulsion de quelques mucosités ; parfois même, il a des vomissements ; les accès durent environ trois minutes : ils apparaissent et disparaissent brusquement ; si le malade est en marche, ils l'obligent à s'arrêter ; il n'y a jamais eu de chute. Ensuite, l'acuité visuelle a diminué surtout pour l'œil droit et pour la vision éloignée. Pas d'autres troubles sensoriels

Peu de modifications de la marche ; la démarche est normale, il s'arrête et se retourne facilement. Pas de Romberg et il se tient sur une seule jambe les yeux fermés et peut marcher en arrière. Cependant il descend avec peine les escaliers.

L'appétit sexuel aurait été un peu exagéré il y a six ans et, à cette époque, il pratiqua le coït debout. Depuis un an ses besoins sont moins impérieux.

Les réflexes achilléens sont toujours abolis par la percussion des tendons. La percussion du muscle le donne à droite assez net et faiblement à gauche,

Incontinence des matières,

EXAMEN SOMATIQUE.

Habitus extérieur. — Rien d'anormal.

Membres supérieurs. — *Force, résistance, tremblement* au dynamomètre à gauche 25, à droite 3o, résistance conservée.

Dans l'attitude du serment : tremblement très net des doigts et de la main, de faible amplitude et de faible fréquence. Porte facilement un verre à sa bouche. Pas d'incoordination.

Membres inférieurs. — Résistance conservée. Pas d'incoordination dynamique ou statique, tremblement émotif très accentué.

Extrémité céphalique. — Sutures craniennes très saillantes et saillie verticale en forme d'arête au-dessus de l'apophyse mastoïde.

Sensibilité cutanée. — Sensibilité normale dans tous ses modes, pas de retard dans la perception.

Réflexes. — a) Tendineux, rotuliens, exagérés surtout à gauche (réflexe contro-lat)

Achilléens. — Abolis à la percusion du tendon (réflexes obtenus par percussion du muscle et il est plus fort à droite,

Bras et avant-bras, normaux.

Masséterin, normal.

b) Cutanés, plantaire, pas.

Crémastérien, normal.

Abdominal, normal.

c) Muqueux, conjonctival, pas.

Cornéen, normal.

Pharyngien, normal.

Trépidation épileptoïde, pas.

Phénomène du genou, pas.

Coordination motrice, normale.

Notion de position, normale.

Sens stéréognostique, normal.

Autres réflexes, normaux.

Zones hyperesthésiques, pas.

Zones hystérogènes, pas.

Troubles trophiques, pas.

Organes des sens. — *a)* Musculaire, normal.

Nystagmus, pas.

Pupilles inégales et paresseuses à l'accommodation ; du côté droit, elle est régulière et ne réagit pas à la lumière.

Acuité visuelle, b = 1/8 D — infer à 1/2 G.

Diplopie, intermittente.

Dyschromatopsie, pas.

b) Oreille acuité, rien à signaler.

Weber, Rinne, rien à signaler.

Examen des tympans.....

c) Goût.....

d) Odorat, normal.

Troubles psychiques, parole, rien.

Mémoire, un peu diminuée.

Attention, normale.

Association des idées, normale.

Hallucinations. pas.

Stigmates de dégénérescence, oreille, tubercule de Darwin des deux côtés, oreille en anse.

Voûte ogivale, pas.

Malformations diverses, nombreux nævi.

Indice céphalique A P. = 17,6 — T = 15,8 — Indice 89,77.

Poids.. ..

Organes génitaux-úrinaires, voir plus haut, pas d'insensibilité testiculaire.

Troubles sphinctériens, voir plus haut.

Organes splanchniques.

Rien au cœur.

Uurines, sucre, pas.

Albumine, léger disque net, assez forte, proportion de mucus, on lui a fait récemment un examen cystoscopique.

OBSERVATION XII (inédite).

(Service de M. Lannois, à la date du 21 octobre 1901).

B..., Louis, corroyeur, cinquante ans, né à Annonay, sait lire et écrire.

Diagnostic. — Syphilis il y a trente-deux ans. — Alcoolisme. — Laryngite spécifique en 1880. — Amblyopie il y a deux ans. — Syphilis cérébro-médullaire, ténesme rectal, incontinence d'urine. — Signe d'Argyll-Robertson. — Conservation des réflexes rotuliens.

Antécédents héréditaires. — Père mort à cinquante et un ans d'un refroidissement, de tempérament robuste, un peu buveur.

Mère morte à quatre-vingts ans d'affection indéterminée. Ni différence d'âge ni consanguinité.

Pour les grands parents, le malade n'a pas de souvenirs précis. Six frères et sœurs tous morts en bas âge, pas de renseignements.

Rien d'anormal au sujet de la gestation ou l'accouchement. S'est marié seulement il y a deux mois.

Maladies antérieures. — N'eut aucune affection pathologique jusqu'à l'âge de vingt ans. A ce moment, comme il partait de Valence pour la campagne de 1870, il prit un chancre syphilitique à la verge, qui fut suivi d'accidents secondaires, plaques, etc. Ne s'est jamais traité sérieusement.

Alcoolisme. — Bien qu'à l'heure actuelle, il se soit un peu modéré, il a bu beaucoup, jusqu'à 4 litres de vin par jour, de l'eau-de-vie, de l'absinthe.

État nerveux antérieur. — Entre 1870, date à laquelle il a contracté la syphilis et 1880; malgré ses excès alcooliques, il eut un état général à peu près satisfaisant. Il peut continuer sans interruption à Paris son métier très pénible de corroyeur. En 1880, il prit une extinction de voix complète. Il dut entrer à l'hôpital du Midi, où on lui donna un traitement spécifique. Ce n'est qu'au bout de neuf mois qu'il guérit de sa laryngite. A dater de cette époque, il reprit son travail sans aucun arrêt jusqu'à

maintenant. Il n'a éprouvé depuis aucun malaise sérieux, jamais
de vertiges, pas de céphalées.

Il y a deux ans environ sa vue se mit à baisser insensiblement,
il voyait trouble, les objets lui semblaient être dans un brouillard. Il pouvait se diriger, mais par exemple il lui était impossible de lire, de voir les numéros des rues. Cet état était aussi
prononcé pour un œil que pour un autre, et s'était développé en
cinq ou six mois. Il alla consulter M. Gayet qui le soumit au
traitement spécifique. Jamais alors de maux de tête ou de ver-
siges, état général assez bon.

La vue s'améliore beaucoup. Enfin depuis quelque temps il s'est
mis à souffrir de maux de reins, tout le long de la colonne vertébrale.

Il a de la céphalée, il éprouve une sensation de brisement et a
perdu ses forces, aurait maigri. La puissance génésique a complètement disparu. Enfin depuis trois mois il est atteint d'une
diarrhée continuelle, sept à huit selles par jour. Il a des épreintes
violentes, le besoin est impérieux et demande à être satisfait
immédiatement sous peine, dit-il, de salir son lit, parfois il n'est
suivi d'aucune évacuation. Parfois également besoins impérieux
d'uriner et, s'il ne peut le satisfaire immédiatement, il laisse échapper une partie de l'urine dans son pantalon.

Le malade examiné actuellement semble présenter un état
psychique bizarre. Il n'y a pas de perte de la mémoire, mais
l'idéation semble paresseuse et ralentie, il semble avoir de la
peine à coordonner ses souvenirs entre eux. Il est toujours triste
et préoccupé et, si on l'interroge, on s'aperçoit que son état est
la cause principale de son humeur. Il paraît assez irritable et se
met en colère facilement.

Lorsqu'on le fait parler, on s'aperçoit qu'il a une certaine hési-
tation, surtout dans les premières syllabes. Il se produit quelques
petites secousses dans les lèvres, qui se reproduisent au cours
d'une phrase un peu longue et, généralement, le malade s'arrête
plusieurs fois. La prononciation des mots difficiles se fait bien
encore. Il y a plutôt empâtement de la parole que de bredouille-
ment vrai. La langue tirée hors de la bouche est animée de

mouvements divers assez rapides et continuels, en trombone.

Il existe aussi une trémulation d'ensemble très marquée avec quelques secousses partielles. A l'examen des yeux on ne constate aucun trouble de la motilité oculaire. Signe d'Argyll-Robertson. Le champ visuel paraît normal. Pas de troubles du goût et de l'odorat. L'attitude dans la station et dans la marche est bonne. Pas de Romberg. Pas de troubles de la démarche. Pas de troubles de la sensibilité des membres inférieurs, pas d'ataxie, pas de troubles du sens musculaire. Les réflexes rotuliens sont conservés, pas de réaction aux tendons d'Achille. Réflexe plantaire normal, crémastérien conservé, ainsi que le réflexe abdominal Aucun trouble de la motricité, ni de la coordination des membres supérieurs, leurs réflexes tendineux sont normaux. La sensibilité est normale partout. Pas de troubles sensitifs de la région ano-génito-fessière.

A l'examen des organes, aux poumons, rien aux sommets, aux bases, inspiration humée, expiration prolongée, pas de râles. Le cœur a sa pointe qui bat faiblement dans le cinquième espace sur la ligne mamelonnaire, premier bruit sourd à la base, bruits normaux, sans souffles. Le foie est un peu gros, non douloureux. Vendre adipeux et ballonné.

28 février 1902. — Le malade quitte le service.

OBSERVATION XIII (inédite).

(Service de M. Lannois, à la date du 21 octobre 1901.)

M... Jean, quarante et un ans, cordonnier, né à Bron, sait lire.

Diagnostic : alcoolisme. — Tremblement. — Troubles gastriques.

Antécédents héréditaires. — Père mort à quarante ans, de tuberculose pulmonaire.

Mère vivante et bien portante, âgée de soixante douze ans.

Douze ans de différence d'âge, pas de consanguinité.

Rien de plus au point de vue héréditaire qui puisse nous intéresser.

Au point de vue des antécédents personnels, rien d'intéressant dans son enfance. Il n'accuse que du côté des oreilles, pendant son service militaire, une affection du pavillon. Pas de syphilis. Boit, depuis vingt ans, une moyenne de huit absinthes par jour, parfois jusqu'à douze ; rhum, le matin à jeun.

Il n'a jamais eu aucune affection nerveuse, caractère normal, avant qu'il se mette à boire. Depuis qu'il a contracté ces habitudes irrésistibles, il accuse de fréquents vertiges, des besoins de changer de place. Etat émotif léger. Il a dû cesser toute occupation depuis un mois et demi, par suite d'un tremblement des membres supérieurs. Il entre à l'hôpital pour cette raison. Depuis longtemps, vomissements à jeun.

Avant les repas, crampes et tiraillements dans la région épigastrique. L'appétit est complètement perdu. Dès qu'il a pris le moindre aliment, principalement après le repas de midi, sensation de constriction violente, de barre, obligeant le malade à se coucher. Généralement, cette crise ne se termine pas par des vomissements. Il se plaint de faiblesse dans les membres inférieurs ; la démarche un peu incertaine n'offre rien de particulier. Dès qu'il est debout, vertiges, sensation de chute imminente, de brouillard devant les yeux. Il accuse également des douleurs dans les membres, des sensations de picotement.

Céphalalgie vive et persistante. Les nuits sont mauvaises ; insommie, cauchemars, pas de zoopsie, parfois rêves professionnels. Un peu d'essoufflement.

Examen somatique.. — Tremblement des mains, plutôt massif, à oscillations lentes. Résistance conservée aux bras et aux jambes.

Réflexes : *a).* — Tendineux, rotulien normal.

Achilléen absent. Bras et avant-bras normaux.

Cutané plantaire absent. Réflexes cutanés ou muqueux normaux. Pas de trépidation plantaire.

Un peu d'incoordination des mouvements an membre supérieur.

Sens stéréognostique diminué, perte de la mémoire, pas de stigmates de dégénérescence. Estomac dilaté.

Rien dans les urines.

OBSERVATION XIII, inédite, service de M. Lannois.

L... Antoine, marinier, cinquante-neuf ans, domicilié à Clamecy (Nièvre), né à Vernay (Cher), ne sait ni lire, ni écrire.

Diagnostic. — Paralysie agitante à forme unilatérale gauche. — Abolition des réflexes achilléens avec exagération des réflexes rotuliens.

Les renseignements sont donnés par le malade.

Antécédents héréditaires. — Père mort à soixante-sept ans d'une attaque d'apoplexie.

Mère vivante, âgée de quatre-vingt-quatre ans. Pas de maladies.

Différence d'âge, six ans. Consanguinité, pas.

Ne sait rien sur ses grands parents.

Frères et sœurs. Trois frères et une sœur tous biens portants. Le malade est l'aîné.

Antécédents personnels. — Grossesse de la mère, accouchements normaux. Pas d'asphyxie à la naissance.

Age : de la marche dix mois ; des premières dents, ne se rappelle pas ; de la parole, quinze mois. Jamais d'énurèse nocturne.

Marié depuis trente-cinq ans. Femme bien portante.

Enfants : six enfants. L'aîné est mort huit heures après l'accouchement. Le second a dix-huit ans, tous les autres sont bien portants.

Maladies antérieures : aucune malalie antérieure. Il y a dix-huit ans, pendant huit jours il présenta de l'œdème du pied gauche, l'articulation était douloureuse.

Syphilis : nie toute atteinte.

Alcoolisme: aucun.

Etat nerveux antérieur. — Le début de l'affection remonte à neuf mois, c'est-à-dire à la fin de l'hiver dernier. Le malade

s'aperçut qu'il tremblait de la main gauche et que sa jambe traînait. Peu à peu, ces troubles augmentèrent et insensiblement
arrivèrent à l'impotence fonctionnelle du membre supérieur
gauche ; il échappe la perche tenue dans sa main. Son caractère
n'implique pas une grande patience ; il se met facilement en
colère. Il rit souvent et le rire est l'occasion d'un évanouissement passager.

Etat actuel. — D'aspect vigoureux, de teint coloré, le malade
a l'aspect d'un homme très bien portant. La figure n'est pas figée
et n'a pas l'impassibilité d'un masque ; il suit du regard les
objets ; il cause et rit facilement en conversant. Pas d'asymétrie
faciale ; il ferme complètement les yeux, mais on note du tremblement des deux paupières supérieures. Quand il parle, c'est
surtout la moitié droite de sa bouche qui s'anime. La main gauche présente un tremblement très caractéristique : il compte de
la monnaie. Le tremblement disparaît par l'effort ; en déplaçant
la main, elle cesse de trembler ; en la laissant retomber le long
du corps, le mouvement reprend. Il se transmet à l'avant-bras et
au bras. Il éprouve constamment des élancées dans cette partie
du corps. La force est très notablement diminuée du côté malade.
Le dynamomètre marque 26 à droite, 20 à gauche. La peau de la
main gauche est tendue et lisse. La jambe gauche est affaiblie.
Le réflexe rotulien est exagéré. L'achilléen est aboli. La résistance du côté gauche est légèrement diminuée. Pas d'atrophie
musculaire. Parfois il a des crampes dans le mollet. On ne note
pas de troubles trophiques. Pas de propulsion, ni de rétropulsion.
Pas de troubles de la sensibilité cutanée. Pas de troubles psychiques. Très bon état général.

EXAMEN SOMATIQUE

Faciès extérieur : homme vigoureux, solide. Teint coloré.

Membres supérieurs (force, résistance, tremblements, etc.) :
Force diminuée à gauche. Tremblement de la main se communiquant à l'avant-bras et au bras. Le malade compte de la monnaie
Il disparaît par la volonté. Impotence fonctionnelle du membre.

Membres inférieurs : La jambe gauche traîne un peu en marchant.

Extrémité céphalique : Masque pas impassible. Léger tremblement de la langue. Tremblement des deux paupières supérieures.

Sensibilité cutanée : Normale partout Pas de dissociation syringomyélique.

Réflexes : *a)* tendineux : rotulien exagéré à gauche, faible à droite.

Achilléen : aboli des deux côtés.

b) Cutanés : plantaire, aboli à gauche, conservé à droite.

Crémastérien normal, abdominal normal.

c) Muqueux : conjonctival normal, cornéen normal.

Pharyngien normal. Pas de trépidation épileptoïde, ni de phénomène du genou.

Troubles trophiques : Peau lisse et tendue sur la main gauche.

Organes des sens : *a)* œil : musculaire, normal. Pas de nystagmus. Pupilles égales et réactions normales.

b) Oreille normale. Acuité normale.

c) Goût normal.

d) Odorat peu développé.

Troubles psychiques, pas.

Stigmates de dégénérescence : Tubercules de Darwin des deux côtés.

Indice céphalique A P., 21, T. = 17,3.

Organes splanchniques : Hernie inguinale droite.

Urines : Ni sucre, ni albumine.

OBSERVATION XV (inédite).

(Service de médecine de l'hospice de Sainte-Marguerite,
à Marseille, chef de service, M. le Dr Boy-Teissier.)

G. Marius, cinquante-sept ans, matelot.

Syphilis à trente-quatre ans, contractée en Algérie. Soins

négligés. Depuis deux ans, douleurs fulgurantes le long du membre inférieur gauche. Sensation de cuirasse thoracique. Depuis sept mois, légère incontinence à la miction.

Actuellement : Un peu d'ataxie des membres inférieurs, signe de Romberg, net. Parésie du droit externe à gauche. Diplopie dans la position du regard, à gauche et en bas. Réflexe rotulien aboli des deux côtés. Achilléens nettement provoqués.

OBSERVATION XVI

(Communiquée par notre ami J. Danillon, interne
à l'hôpital de Cannes.)

Le nommé R..., Laurent, terrassier, de nationalité italienne, âgé de trente-huit ans, entre à l'hôpital de Cannes, le 9 septembre 1902. Il travaille depuis une quinzaine d'années dans l'humidité et exposé aux intempéries. Rhumatisme articulaire aigu, il y a onze ans. Rien au cœur, ni aux poumons. Constitution parfaite. Déjà, il y a dix ans, il a eu des crises douloureuses le long de la jambe gauche Il s'est soigné avec des vésicatoires sur les mollets. Guérison.

Maintenant, depuis près de six semaines, il souffre dans la jambe gauche. Points de Valleix. Signe de Lassègue.

Réflexes : Rotuliens forts des deux côtés. Achilléens : nul à gauche, fort ou au moins normal à droite.

OBSERVATION XVII (service de M. Larinois).

*Méningo-myélite syphilitique. — Atrophie musculaire
progressive simulant le type Aran-Duchenne.*

Le malade est un ferblantier-lampiste, âgé de quarante-sept ans, célibataire

Antécédents héréditaires. — Père mort à soixante-huit ans d'une affection inconnue du malade. Pas de névropathie. Pas d'éthylisme. Mère morte à cinquante-six ans de? Jamais de crises nerveuses. Grand-père et grand'mère paternels morts; bien portants durant leur vie. Grand-père et grand'mère maternels morts également; bien portants habituellement.

Une tante paternelle sans tare nerveuse, morte de? Oncles et tantes maternels bien portants. Un oncle maternel mort de la poitrine à vingt-cinq ans.

Personne dans sa famille, à sa connaissance, ne présente de tares nerveuses ou mentales. Trois frères ou sœurs morts en bas-âge. Un mort à vingt ans de? Un frère et deux sœurs bien portants.

Antécédents personnels. — Né à terme probablement, ne sait pas à quel âge il a marché, parlé et eu ses premières dents. Ni convulsions, ni incontinence nocturne d'urine dans son enfance. Pas de fièvre éruptive. Pas de scrofules. Eczéma du dos, des deux mains, il y a vingt ans, qui a duré trois ans et a été traité par la liqueur de Fowler, du glycérolé d'amidon et des bains de bicarbonate de soude.

Il y a cinq ans, affection pulmonaire qui a duré huit jours. Bonne santé habituelle.

Célibataire. Chute des cheveux à vingt-cinq ans, calvitie actuelle. Dit ne pas avoir eu la syphilis et nie l'alcoolisme. Pas de saturnisme. Le frère du malade affirme qu'il était alcoolique et syphilitique.

Affection actuelle. — A débuté il y a trois mois. Le malade éprouve une douleur dans l'épaule gauche, qui s'irradia ensuite le long du bras jusque dans le petit doigt, puis, huit jours après, la douleur passa dans l'épaule droite et descendait le long du membre du même côté et occupait toute la main.

Douleur continue, comme des picotements, violente, empêchant le malade de se placer dans le décubitus dorsal ou latéral, avec exacerbation nocturne ; la pression sur les membres n'était pas douloureuse. Aucune douleur au niveau de la nuque ou de la région dorsale supérieure. Les phénomènes douloureux ont duré avec la même intensité pendant un mois, mais ils persistent encore tout en étant peu appréciables.

Pas de douleurs dans les membres inférieurs.

Environ un mois après, le malade a été très faible de la main droite durant huit jours, mais la faiblesse a en partie disparu. Cependant sa main n'a pas la force normale, puis, presque immédiatement après, est apparue de la faiblesse dans la main gauche, qui a persisté.

Le malade ne s'est pas aperçu que ses mains s'atrophiaient; il ne sait, par conséquent, si la faiblesse a été primitive ou si d'abord il y a eu atrophie, puis parésie. Il se sentait faible de la jambe gauche, qui est restée toujours un peu plus faible que la droite; elle a faibli en même temps que le membre supérieur.

Le malade a une surdité complète accompagnée de bourdonnements au niveau de l'oreille gauche, ces troubles remontent à six ou huit mois.

Le métier du malade nécessite l'emploi des mains, aussi bien de la main gauche que de la droite, surtout le pouce et l'index.

Examen. Troubles somatiques. Moteurs. Face. — Pas de parésie, ni de trouble dans les mouvements; pas de tremblement fibrillaire, ni tic. Pas de troubles moteurs du côté de la langue.

Pas de troubles d'articulation des mots, ni de préhension des aliments avec les lèvres, la langue; le voile du palais est asymétrique, plus bas à droite, mais il se contracte bien, pas de reflux des aliments par le nez, pas de voix nasonnée.

Membres supérieurs. — A droite tous les mouvements s'effectuent bien. A gauche, tous les mouvements du bras, de l'avant-bras, de la main se font bien. L'extension des doigts s'effectue bien, mais ne peut dépasser l'horizontale; la flexion est très légèrement diminuée pour les trois derniers doigts, mais la phalangette reste en extension sur la phalangine; la flexion du pouce est également limitée, celle de l'index est presque impossible. L'adduction et l'abduction du pouce se font à peu près normalement, mais lentement L'abduction des doigts est facile, l'adduction est lente et nécessite un léger degré de flexion; sur un plan résistant, l'adduction des doigts ne peut se faire. Les bras résistent bien aux membres d'adduction et d'abduction; les avant-bras résistent bien dans l'extension, mais le droit résiste mal, bonne résistance dans la pronation et la supination.

Le malade serre mal à droite et à peine à gauche.

Au dynamomètre, 25 à droite, 2 à gauche. Tremblement des doigts dans l'attitude du serment, pas de tremblement intentionnel ni incoordination motrice, pas de contracture dans les deux membres, pendant l'examen pas de secousses fibrillaires.

Membres inférieurs. — Le malade exécute tous les mouvements et résiste bien dans les segments de son membre inférieur. Notion de position conservée, pas d'incoordination motrice.

Troubles sensitifs. — Face. Pas de troubles ni à la piqûre, ni au tact.

Cou, tronc, ventre. Pas de troubles.

Membres supérieurs. — Pas de troubles ni à la piqûre, ni au tact, mais quand on arrive vers la main gauche, la piqûre ou l'attouchement déterminent un fourmillement suivant une bande de 2 centimètres et au niveau du petit doigt.

Membres inférieurs. — Pas de troubles à la piqûre et au tact.

Pas de troubles de la sensation de chaleur ni de froid, la sensation électrique persiste.

Troubles sensoriels. — Œil : la paupière supérieure gauche descend plus bas que la droite, l'œil paraît plus petit; mais elle se relève bien.

Mouvements oculaires normaux, pupilles inégales, gauche plus petite. Réflexes lumineux et accommodateur conservés.

Acuité visuelle : lit à 4 mètres les lettres de l'échelle de Wecker, pas de dyschromatopsie, pas de rétrécissement du champ visuel, pas de diplopie.

Odorat : sent mieux à droite qu'à gauche, mais ne peut définir l'odeur (eau de Cologne, camphre).

Goût : pas de différence à droite ou à gauche (sel).

Troubles réflexes. — Pas de réflexe cornéen, ni pharyngien. Réflexe abdominal des deux côtés, pas de réflexe crémastérien, réflexe plantaire avec légère flexion des orteils des deux côtés. Pas de réflexe tricipital, ni radial. Réflexe rotulien aboli à droite, exagéré très notablement à gauche, quelques secousses du genou à gauche.

Réflexe achilléen existe à droite, est aboli à gauche.

Pas de réflexe massétérin.

Troubles trophiques. — A la vue pas d'atrophie des épaules, ni des bras, ni des avant-bras : les membres supérieurs **sont** maigres.

Bras à 20 centimètres de l'acromion : bras gauche, 22 centimètres ; bras droit, 23 centimètres.

Avant-bras à 6 centimètres de l'épitrochlée : droit, 24 centimètres ; gauche, 23 centimètres.

Main gauche : atrophie des éminences thénar, hypothénar et des interosseux.

Main droite : pas d'atrophie.

Pas d'autres troubles trophiques.

Troubles des sphincters. Pas.

Troubles psychiques. Point. Pas de troubles de la parole.

Stigmates de dégénérescence, — Un peu d'asymétrie faciale aux dépens du côté gauche.

Indice céphalique : diamètre antéro-postérieur, 18,2 ; diamètre transversal, 14,6.

Crâne aplati d'avant en arrière ; front peu développé.

Oreilles : lobule péu développé.

Dents mauvaises, mal implantées ; pas de voûte ogivale.

Scoliose dorsale légère à convexité gauche.

Stigmates de spécificité. — Pas de ganglions mastoïdiens ; ganglions épitrochléens droit et gauche ; ganglions inguinaux droits.

Nez en selle, le malade a prétendu que son frère a le même nez.

Pas de cicatrices sur le verge, ni sur le corps ; cicatrice à la commissure labiale droite.

Pas de troubles des os ; langue présente en son milieu une cicatrice déprimée blanchâtre, analogue à la leucoplasie.

Hernie crurale droite, réductible. Testicule droit volumineux non induré, moins sensible à la pression que le gauche, épididyme du volume d'une grosse noix surtout augmenté vers la queue, non douloureux, mais bosselé ; rien vers le canal déférent ; plaque d'eczéma séborrhéique sur la poitrine.

Organes. — Cœur : rien.

Poumons : Respiration moindre du côté droit qu'à gauche dans toute l'étendue de l'organe.

Urines : Ni sucre ni albumine.

14 décembre 1899. — Le malade a été vu par M. Cordier au point de vue de sa langue et de son testitule. La cicatrice de la langue est nettement de nature spécifique ; il s'agit d'une glossite scléreuse ancienne, syphilitique. La lésion du testicule est surtout épididymaire, le canal est induré ; il y a un peu de liquide et quelques noyaux durs dans l'albuginée surtout appréciables à la partie interne. Quoique ce ne soit pas le type habituel du testicule syphilitique, la lésion de la langue, l'absence de phénomènes inflammatoires et douloureux, l'absence de tout écoulement urétral antérieur, le fait des noyaux durs dans l'albuginée font penser à la nature syphilitique de la lésion. Quant au nez, il n'a rien à faire avec la déformation de celui du spécifique héréditaire.

21 décembre 1902. — Examen des masses musculaires des épaules, bras et avant-bras : le deltoïde droit est plus développé, de même pour le triceps ; les biceps au palper ne présentent pas de différence appréciable. La corde du long supinateur moins développée à gauche ; les pectoraux : le gauche moins développé, pas de différence des dentelés.

Rien du côté des trapèzes, muscles sus- et sous-épineux plus développés à droite ; de même le côté gauche est plus aplati.

Rien du côté des muscles de la tête.

8 mars 1900. — Le malade est soumis au traitement électrique (électricité galvanique) depuis le 7 décembre : une séance par semaine, frictions mercurielles pendant quinze jours, le testicule a diminué de volume, l'affection a cessé de progresser.

Depuis quinze jours le malade est soumis à des injections de calomel de 0,05 ; il en a subi deux.

22 mars 1900. — Les douleurs ont un peu diminué, mais elles existent encore au niveau des deux épaules ; la force musculaire ne reprend pas. Céphalées diurnes et nocturnes depuis huit jours. Diplopie depuis deux ou trois jours. A l'examen, on constate que la pupille droite est un peu plus dilatée que la gauche ; les réactions accommodatrice et lumineuse sont normales ; les mouvements du globe se font bien, pas de ptosis, pas de diplo- pie mono ou binoculaire. L'acuité visuelle n'est pas troublée.

12 avril. — Le malade a eu à nouveau des douleurs dans l'é-paule et le bras droit. Le malade aurait une paralysie du grand oblique de l'œil droit (Examen de M. Dor père, le 6 mars 1900).

Le malade accuse une sensation analogue au décollement de la peau au niveau du front, pas de troubles sensitifs dans le domaine du trijumeau.

5 juillet. — Le testicule droit a nettement diminué de volume. Le malade dit n'avoir plus aucun désir génésique.

18 octobre. — Le malade se plaint à nouveau d'avoir des douleurs dans le moignon de l'épaule gauche. On lui fait faire des pointes de feu.

Les muscles sus- et sous-épineux gauches semblent atrophiés.

25 octobre. — Le malade dit qu'il ne va pas mieux. Il se plaint surtout de douleurs aux côtés avec sensations d'étouffement, qui l'empêchent de dormir ; il a aussi une sensation de ceinture au niveau du thorax.

Troubles vasomoteurs nets de la main gauche dont les doigts sont violacés, boudinés, faisant un contraste manifeste avec l'atrophie du métacarpe.

Mêmes phénomènes à droite, mais moins marqués.

Réflexes : Abolition complète du rotulien droit.

Le rotulien gauche est très fort mais lent.

Pas de trépidation épileptoïde ni à gauche, ni à droite.

Réflexes plantaires nuls au chatouillement et à la piqûre, qui est cependant sentie.

Aux membres supérieurs :

>Réflexe tricipital, faible.
>Réflexe des extenseurs, normal.
>Réflexe des fléchisseurs, normal.
>Réflexe des radiaux, normal.

Mêmes troubles de la sensibilité dans la sphère du cubital gauche.

Novembre 1900. — Pointes de feu entre les deux épaules, une injection de calomel,

On est frappé de lui voir traîner la jambe gauche, dans laquelle il dit n'avoir pas de force depuis huit à dix jours. Il y a quatre jours il a été pris d'une faiblesse dans ce membre, a fait plusieurs pas en arrière pour retrouver son équilibre, a heurté le trottoir et finalement est tombé. Pas de perte de connaissance, pas de vertige.

Pas de signe de Romberg, se tient sur la jambe droite les yeux ouverts, mais oscille quand ils sont fermés, ne peut se tenir sur la jambe gauche même les yeux ouverts.

28 décembre 1900. — Le malade se plaint d'incontinence d'urine et de diarrhée qui cesse sous l'influence du laudanum. L'incontinence n'a jamais été constatée dans la salle.

Insomnie, mais pas de céphalalgie.

Le malade n'accuse pas de douleurs, mais la force des membres inférieurs va toujours en diminuant, même depuis deux injections de calomel. La marche est impossible à cause de la faiblesse de la jambe gauche.

L'état des réflexes est toujours le même.

Janvier 1901. — Le réflexe rotulien du côté gauche est exagéré, du côté droit il est aboli ; le réflexe achilléen est plus marqué par contre à droite qu'à gauche. Ceci est extrêmement net.

22 février 1901. — On constate toujours le même état des réflexes. La dissociation entre les réflexes achilléen et rotulien persiste. Contractions fibrillaires nettes dans les muscles de la jambe gauche à la région antéro-externe.

17 juillet 1901. — Le malade était assis tranquillement Sans prodrome, sans céphalée, sans malaise, il a été pris brusquement de convulsions violentes localisées à la mâchoire inférieure et à la joue droite. Trismus assez marqué, il ne pouvait plus ouvrir la bouche, ni parler. Pas de perte de connaissance, pas de convulsions dans les autres membres. Il s'est levé et est allé vers la salle, affolé et ne sachant ce qui lui arrivait ; en chemin, cette contracture a disparu. La gêne pour parler a persisté une demi-heure ; gêne dans la marche.

18 juillet. — On constate que la bouche est déviée du côté gauche, commissure labiale gauche attirée en haut.

Pas de gêne dans les mouvements de la langue, pas de déviation, pas de troubles oculaires. En somme, paralysie faciale droite inférieure ; il parle encore difficilement ; plus de gêne appréciable de la marche. Les plis du front sont bien plus marqués à gauche, le sourcil gauche est en accent circonflexe ; il semble que tout le côté gauche du visage est contracturé. On lui a fait quatre injections d'hermophényl à la dose de 25 centigrammes la semaine dernière.

19 juillet. — Hier soir vers 6 heures le malade prend une nouvelle crise, semblable à la première, mais moins forte. Le malade est remis de nouveau aux frictions mercurielles.

22 juillet 1901. — Le 19 juillet, vers 3 heures de l'après-midi, le malade reprend une crise épileptiforme du côté droit de la face absolument analogue aux précédentes, dure vingt minutes. Il a eu de la difficulté à parler toute la journée ; actuellement encore il parle difficilement.

Le malade reste dans le même état toute l'année. Il est présenté aux élèves du service par M. Lannois en mai 1902.

Il sort du service en octobre toujours dans le même état.

OBSERVATION XVIII

(Babinski, *Bulletins et Mémoires de la Société médicale des hôpitaux de Paris*, séance du 18 décembre 1896.)

Le nommé E .., âgé de quarante-quatre ans, exerçant la profession de sellier, a souffert, autrefois, il y a de cela environ vingt ans, dans le territoire du sciatique gauche, mais ces douleurs ne l'ont pas empêché de travailler. Il a, du reste, toujours joui d'une bonne santé ; il ne paraît pas avoir eu la syphilis, n'a pas eu de manifestations rhumatismales et n'a pas fait d'excès de boisson.

Il y a deux mois, le malade a ressenti, le long du sciatique gauche, quelques douleurs qui disparurent au bout de huit jours et furent remplacées par des douleurs siégeant sur le trajet du sciatique droit, plus intenses et plus tenaces que les précédentes, qui l'ont mis dans la nécessité de suspendre son travail et d'entrer à l'hôpital.

Ces douleurs sont continues, mais, de plus, elles sont sujettes à des paroxysmes ; la pression sur les points fessier, péronéo-tibial et malléolaire externe les augmente considérablement. On constate le signe de Lasègue. La sensibilité au tact et la sensibilité à la température sont intactes. Pas d'amyotrophie ; pas de troubles de la contractilité électrique des muscles. Pas de troubles vaso-moteurs. Le chatouillement de la plante des pieds provoque des deux côtés la flexion des orteils. Les réflexes rotuliens sont semblables des deux côtés et normaux. Le réflexe du tendon d'Achille du côté gauche est normal ; celui du côté droit fait totalement défaut. Il n'existe aucune autre manifestation pathologique chez ce malade.

OBSERVATION XIX

(Babinski, *Bulletins et mémoires de la Société médicale des hôpitaux*, séance du 21 octobre 1898.)

M. W.. , quarante-six ans, est sujet, depuis plusieurs années, à des crises de douleurs fulgurantes. Il a des troubles vésicaux et de la faiblesse génésique. On constate le signe d'Argyll-Robertson, de l'affaiblissement de l'acuité visuelle, de la dyschromatopsie à gauche ; de ce côté, il ne distingue pas le rouge. Le réflexe rotulien est normal à gauche et faible à droite ; le réflexe du tendon d'Achille est nul à gauche ; il existe à droite.

OBSERVATION XX

(Babinski, *Bulletins et Mémoires de la Société médicale des hôpitaux*, 21 octobre 1898.)

M..., B., cinquante ans, est atteint vers le mois de mars 1875 d'une paralysie de la huitième paire gauche, qui dure un mois. En décembre 1897, récidive de cette affection. Le malade souffre depuis quelque temps de douleurs vives dans les membres. Depuis un an, grand affaiblissement du sens génésique. Signe d'Argyll-Robertson. Les réflexes rotuliens font défaut. Les réflexes du tendon d'Achille sont normaux.

OBSERVATION XXI

(Babinski, *loco citato.*)

M...; Z., trente-six ans, est sujet depuis dix ans à des accès de douleurs lancinantes, qui depuis deux ans ont beaucoup augmenté de fréquence et d'intensité. Depuis deux ans aussi, les fonctions génésiques se sont très notablement affaiblies, et on constate dès cette époque de l'inégalité pupillaire. Depuis dix mois il lui arrive de laisser échapper involontairement son urine. Enfin il y a quinze jours il a été pris d'un engourdissement dans la main gauche. Signe d'Argyll-Robertson. Les réflexes rotuliens sont absents des deux côtés, les réflexes achilléens sont normaux.

Nous indiquons ci-dessous le résumé des observations les plus instructives que Seyer publie dans sa thèse.

Résumé de l'observation VIII. — M..., C., quarante et un ans, employé. Nie la syphilis. Début il y a trois ans par des douleurs fulgurantes dans le pied et la jambe gauches. Plaie à la face supérieure du pied gauche. Rémission au bout d'un an. Puis, plaie de la partie supérieure du gros orteil droit s'étant ensuite étendue à la partie inférieure. Il y a trois mois, plaie de l'articulation métatarso-phalangienne. Incontinence d'urine depuis un an. Perte du sens génital. Réflexe patellaire normal à gauche, aboli à droite. Réflexes achilléens abolis. Réflexe du coude aboli Pied droit tabétique. Parésie du droit interne à droite.

Résumé de l'observation IX. — M..., P., trente-huit ans, commis des postes. Syphilis en 1882. Douleurs fulgurantes. Pas de signe de Romberg. Légers troubles vésicaux. Pas de réflexes achilléens, rotuliens normaux. Réflexes du poignet, forts.

Résumé de l'observation X. — M..., D., quarante-quatre ans, graveur. Douleurs fulgurantes. Mal perforant, Bégaiement. Réflexes rotuliens normaux, achilléens normaux.

Résumé de l'observation XI. — Mme G.. , névrite optique. Douleurs fulgurantes. Abolition des réflexes achilléens, rotuliens normaux.

OBSERVATION XXII

(Babinski, *Bulletins* et *Mémoires de la Société médicale
des hôpitaux*, octobre 1898.)

Tabes.

M. L..., quarante ans, souffre depuis plusieurs années de né-
vralgies intercostales et depuis quelques mois de douleurs fulgurantes dans les membres inférieurs.

Il est atteint d'une paralysie de la troisième paire droite.
Celle-ci est apparue à la fin de l'année 1897. Du côté droit, les
réflexes à la lumière et à l'accommodation sont abolis. A gauche,
signe d'Argyll-Robertson.

Affaiblissement du sens génésique.

Réflexes rotuliens normaux. Le réflexe du tendon d'Achille
fait défaut à droite, est faible à gauche.

OBSERVATION XXIII (Babinski, *loc. cit.*)

M. V..., quarante-neuf ans, atteint depuis trois ans d'une paralysie de la troisième paire gauche. Signe d'Argyll-Robertson.
Souffre parfois de douleurs lancinantes très vives qui sont bila-
térales et occupent la région de l'épaule et le thorax. Il a aussi
dans les doigts des sensations douloureuses qu'il compare à des
décharges électriques. Il a de l'incoordination motrice aux membres supérieurs.

Réflexes rotuliens normaux ; les réflexes achilléens font défaut.

OBSERVATION XXIV

(Prise par Seyer dans le service du professeur Raymond,
In thèse de Seyer, Paris, 1902.)

M. G. ., chancre il y a dix ans. Crises viscérales, surdité. Réflexes achilléens abolis. Réflexe rotulien fort à droite, nul à gauche. Réflexe du poignet normal, olécranien aboli. Incontinence d'urine.

Parents bien portants, une sœur bien portante. Fièvre typhoïde à vingt-deux ans. Chancre, il y a dix ans. Ne se souvient pas avoir eu de roséole ni de plaques muqueuses. Ne s'est pas soigné. Début par de grandes douleurs intestinales. Diarrhée fréquente. Pas de ténesme ni de vomissements. En même temps, douleurs fréquentes dans les jambes, ainsi que dans la sphère du cubital droit. La vue a baissé depuis quelque temps. Surdité depuis sept ans.

Etat actuel. — Marche normale. Pas de signe de Romberg. Réflexe achilléen aboli des deux côtés. Réflexe rotulien un peu vif à droite, aboli à gauche. Réflexe crémastérien aboli des deux côtés. Réflexe cutané abdominal conservé.

Réflexe du poignet normal ; réflexe olécranien aboli.

Pas d'atrophie musculaire des mollets et des cuisses.

Incontinence d'urine depuis un an. Pas de diplopie.

Inégalité pupillaire, pupille droite en myosis, la gauche en dilatation moyenne. Signe d'Argyll-Robertson à droite. Pas de troubles de l'intelligence, ni de la mémoire. Pas de tremblement. Engourdissement au bout des doigts. Anesthésie testiculaire et trachéale.

OBSERVATION XXV *(in* thèse de Seyer).

M. J... cinquante-huit ans. Syphilis en 1886. Pas d'autres maladies. Douze frères et sœurs morts. Marié, pas d'enfants.

Depuis 1888, il est malade, douleurs dans les jambes en éclairs, avec dérobement. Troubles urinaires, pas de diplopie. Pas de crises gastriques.

État actuel. — Réflexes rotuliens forts. Réflexes achilléens abolis. Réflexes du poignet conservés. Phénomène des orteils en flexion. Réflexe crémastérien diminué. Ptosis léger. Secousses nystagmiformes légères. Inégalité pupillaire (pupille gauche en myosis). Signe d'Argyll-Robertson. Du côté droit, un peu d'opacité du cristallin. Pas de signe de Romberg bien net. Pas d'ataxie. Pas de troubles intellectuels.

OBSERVATION XXVI

Babinski. Société de neurologie de Paris. Séance du 2 mai 1901.

Malade âgé de soixante ans, qui a contracté la syphilis il y a vingt ans. Il est sujet à des accès de douleurs qui ne sont pas bien caractérisées et présente quelques troubles vésicaux ; on constate chez lui le signe d'Argyll Robertson. Le Réflexe du tendon d'Achille est aboli des deux côtés ; le réflexe du genou est normal.

OBSERVATION XXVII

(Van Gehuchten in *Journal de neurologie de Bruxelles*, 1899, n° 8.)

M. X... quarante et un ans, tapissier. Sans antécédents héréditaires ou personnels dignes d'être cités. Il prétend ne jamais avoir eu la syphilis. Sept ou huit petits verres de genièvre par jour. Il se plaint uniquement de faiblesse dans les jambes, surtout pénibles lorsqu'il doit monter un escalier. Cette faiblesse est venue insensiblement depuis deux ans. A côté de cela, il a une marche un peu spéciale, nettement ataxique, même quelque peu tabétique, il marche en écartant légèrement les pieds, afin d'élargir sa base de sustentation, en talonnant quelque peu. Ces troubles de la marche deviennent beaucoup plus évidents quand il essaie de marcher sur une ligne, ce qui lui est absolument impossible.

Notons encore l'existence du signe de Romberg et la sensation du dérobement des jambes dont le malade se plaint et nous aurons, à peu de choses près, tout le tableau clinique. A première vue, cet homme paraît être un tabétique. Je vous ai déja dit qu'il nie toute infection spécifique. Il est marié et a quatre enfants en vie, bien portants. Il a eu encore un enfant qui est né à six mois et qui n'a vécu qu'un quart d'heure. Outre cela, sa femme a eu une fausse couche. Il ne présente aucun trouble de la sensibilité, pas de douleurs fulgurantes, pas de sensation de constriction du thorax ; la compression du testicule est douloureuse, la compression du cubital amène des fourmillements dans les petits doigts.

Le réflexe pupillaire est conservé. Il n'a jamais eu de diplopie, pas de troubles urinaires ou génitaux.

Quand on examine les réflexes rotuliens, on est surpris de constater qu'au lieu d'être abolis ils sont exagérés.

Il en est de même des réflexes tendineux des membres supérieurs.

Il ne semble cependant pas y avoir de lésion de faisceau pyramidal, puisque le réflexe plantaire est normal.

Malgré cette exagération des réflexes rotuliens, je ne pouvais me défaire de ma première impression, et je considérai cet homme comme un tabétique. J'ai alors examiné, à l'exemple de Babinski, le réflexe du tendon d'Achille. Celui-ci est aboli des deux côtés.

Ce malade, dans le cas où le diagnostic de tabes se confirme — ce qui, pour moi, ne présente pas de doute — montre qu'il y a lieu de faire une catégorie spéciale comprenant les tabétiques avec réflexes rotuliens exagérés et réflexes achilléens abolis.

Cette observation et les déductions que Van Gehuchten en a tirées ont soulevé à la Société belge de neurologie de vives protestations. M. Crocq croit à une sclérose latérale. M. Sano fait observer cependant que si l'on admet que l'on a affaire à un tabes au début, les symptômes de cette observation n'ont rien de contraire à la physiologie pathologique. Même l'absence de phénomènes vésicaux s'expliquerait fort bien par une lésion des premier, deuxième et troisième segments sacrés.

OBSERVATION XXVIII

(De Buck, *Journal de neurologie*, 1899, p. 240.)

Un cas de tabes cervical. Exagération des réflexes rotuliens. Abolition des réflexes achilléens.

G.... H., cinquante ans, de Mont-Saint-Amand.

Antécédents héréditaires : Père vit, a quatre-vingt-deux ans. Marchand de bestiaux qui a bu et a été malarique. Mère morte de fièvre typhoïde à trente-cinq ans. La grand'mère maternelle était une rhumatisante chronique bien avérée. Un oncle paternel était idiot. Il a quatre frères en vie dont l'un souffre de phénomènes nerveux du côté du bras et deux sœurs dont l'une est internée pour délire religieux.

Antécédents personnels : Il s'est marié à vingt ans. Après cinq ou six ans de mariage et de surmenage génésique, pollutions nocturnes fréquentes sans rêves (deux, trois par semaine) en même temps que tendance à la mélancolie. Ces symptômes ont disparu après cinq ans par l'effet d'une vie plus régulière et d'un traitement médical. Pas d'habitudes alcooliques.

Peu de temps avant son mariage, il eut un chancre du gland qui, à son dire, n'entraîna d'accidents ni secondaires, ni tertiaires Hernie inguinale depuis cinq ans.

Pas de maladies infectieuses à part le chancre.

La maladie actuelle a débuté, il y a douze ans, par des fourmillements et autres sensations subjectives incommodes dans les bouts des doigts de la main gauche. Ces troubles paresthésiques ont duré plusieurs années et ont fait place alors à des douleurs lancinantes. Ces mêmes troubles ont entrepris depuis quatre ans le membre supérieur droit.

État actuel : Motilité. Du côté des membres supérieurs il existe de la faiblesse musculaire, surtout à gauche. Dynamomètre, à gauche 25, à droite 5o. Ataxie prononcée. Le malade ne parvient plus à exécuter des mouvements de précision, à mettre et à boutonner ses habits ; quand il se fatigue, il a de la tendance au tremblement. Nulle part on ne constate d'atrophie musculaire, ni de contractions fibrillaires.

A l'examen électrique, simple diminution quantitative de la contractibilité.

L'écriture est difficile parce qu'il ne sait pas graduer l'effort ; la vue ne parvient pas à corriger les troubles ataxiques. Il existe un certain degré d'hypotonie.

Membres inférieurs : Marche légèrement ataxique. Le patient se fatigue vite. Signe de Romberg. Il ne parvient pas à marcher sur une ligne droite.

Sensibilité : Douleurs lancinantes dans les deux bras, autour du thorax et dans la nuque, survenant surtout à l'occasion des mouvements. Pas de douleurs, ni paresthésies dans les membres inférieurs.

La sensibilité est troublée dans ses divers modes aux deux membres. Les sens musculaire, articulaire, stéréognostique sont largement atteints du côté des bras. Les troubles de sensibilité s'étendent au tronc. La face est indemne.

Sensibilité spéciale. Audition. Acuité auditive : oreille droite, 5 à 6 mètres pour la voix murmurée ; oreille gauche, 4 à 5 mètres pour la voix murmurée.

Epreuve de Rinne nettement positive des deux côtés de plusieurs secondes. Épreuve de Weber, aucun résultat.

Rapprochant ces données des renseignements fournis par le malade, je conclus à la surdité nerveuse. S'agit-il de surdité professionnelle ou de surdité nerveuse à rattacher à l'affection principale ? Je ne puis encore le décider.

Vision : Œil droit hypermétrope, œil gauche, *id*.

Acuité visuelle normale (œil gauche, acuité visuelle 5/10).

Les deux pupilles sont sensibles à la lumière. Rien de particulier au fond de l'œil. Sensibilité à la lumière, vision intacte. Pas d'Argyll-Robertson. Presbytie en rapport avec l'âge.

Viscères : pas de crises gastriques, laryngées, etc.

Réflexes : Réflexe achilléen aboli des deux côtés. Réflexe rotulien exagéré des deux côtés.

Les réflexes tendineux sont abolis aux membres supérieurs. Réflexe cutané plantaire caractérisé surtout par la contraction du *fascia lata*, flexion dorsale du pied et flexion plantaire des trois derniers orteils. Pas de signe de Babinski. Réflexe crémastérien aboli des deux côtés. Réflexe abdominal persiste des deux côtés.

Dermographisme :

Troubles trophiques. Vitiligo aux mains, au scrotum, mont de Vénus et flancs.

Sphincters troublés, difficulté de miction. Rétention urinaire.

Insensibilité du sphincter anal. Forces génésiques largement entreprises. Volupté absente, ne sent pas l'éjaculation. Parole vive. Intelligence bonne. Urines normales.

OBSERVATION XXIX

(Communiquée à la Société de Neurologie, séance du
6 décembre 1900, par M. Laignel-Lavastine.)

Hématomyélie localisée à l'épicône médullaire. Abolition
des réflexes achilléens avec intégrité des rotuliens.

M. Laignel-Lavastine présente un malade qu'il croit atteint d'hématomyélie de l'épicône et de la base du cône terminal de la moelle. Les accidents ont débuté brusquement par une paraplégie avec rétention d'urine et anesthésie totale et complète de la région scroto-pénienne. Rapidement les muscles de la jambe se sont atrophiés, ceux de la cuisse restant intacts. Depuis lors, l'état est resté stationnaire.

Les symptômes cardinaux, anesthésie pénio-scrotale, avec parésie vésicale, abolition à gauche, diminution à droite du réflexe crémastérien, anaphrodisie, absence d'érections, intégrité absolue de la région périnéale tant au point de vue de la sensibilité qu'au point de vue du sphincter anal, la conservation des réflexes rotuliens, l'abolition des achilléens et des cutanés plantaires, l'atrophie et la paralysie flasque des extenseurs et des fléchisseurs du pied avec prédominance sur ces derniers, entraînant chute du pied et steppage, la diminution des contractilités faradiques et galvaniques, l'absence de la réaction de dégénérescence, l'hyperesthésie de la face postérieure de la cuisse gauche et des faces antéro-externes des deux jambes, avec légère dissociation syringomyélique à la face dorsale du pied gauche, indiquent une altération des troisième, deuxième, premier segments sacrés et cinquième lombaire. L'absence de douleurs persistantes, de contractions fibrillaires, la stabilité des troubles trophiques, anesthésiques et moteurs, l'intégrité absolue du sphincter scroto-anal, à côté de l'anesthésie pénio-scrotale, montrent une limitation de la lésion et comme une dissection de noyaux bien difficile à expliquer par une lésion radiculaire, inclinent à admettre une lésion spinale. L'absence d'antécédents, le début brusque font penser à l'hématomyélie.

Le foyer empiète à la fois sur la base du cône terminal, tel que le définit M. le professeur Raymond, et l'épicône médullaire tel que le limitait Munier au récent Congrès de Paris.

QUATRIÈME PARTIE

DISSOCIATION DES RÉFLEXES PATELLAIRES ET DU CLONUS DU PIED

HISTOIRE DU CLONISME TENDINEUX

La trépidation épileptoïde ou clonus du pied fut observée pour la première fois en 1862, sur une malade de la Salpêtrière par Charcot et Vulpian. Elle fut d'abord observée exclusivement dans les maladies lésionnelles du système nerveux ; elle a été avec l'exagération des réflexes longtemps inséparable de la sclérose des cordons latéraux. Quelques années plus tard, Bourneville et Voulet la provoquèrent dans l'hystérie. On l'a signalée dans quelques affections locales périphériques et dans certaines pyrexies comme la fièvre typhoïde, la rougeole et la tuberculose. Cette dernière notion est de Landouzy. *(Des Paralysies dans les maladies aiguës*, thèse d'agrégation, Paris 1880.)

Brown-Séquard, en 1868, fléchit le gros orteil pour arrêter la trépidation. (Brown-Séquard, Sur l'arrêt immédiat des contractions violentes par l'irritation des nerfs sensitifs. *Archives de Physiologie*, 1868.)

Longtemps la trépidation épileptoïde a été confondue avec l'épilepsie spinale spontanée.

Pour expliquer la physiologie de ce phénomène, on se trouve en présence de plusieurs théories. Erb et Westphal pensent que c'est l'irritation du tendon d'Achille qui produit la trépidation. Westphal ne croit pas le phénomène de nature réflexe. Il pense qu'il est cependant lié à une activité spéciale des cordons latéraux de la moelle. Charcot, Joffroy veulent démontrer l'origine réflexe, Westphal, Waller l'effet de l'excitation directe du tendon.

Cependant tous ces auteurs sont d'accord sur ce fait que la trépidation plantaire et les réflexes rotuliens sont phénomènes subissant les mêmes modifications. Mais déjà en 1883 et 1884, M. le professeur Pitres démontrait que, dans de nombreux faits cliniques, les deux phénomènes avaient suivi une marche indépendante. Au Congrès de Limoges, il reproche à M. Crocq d'admettre encore le parallélisme complet et nécessaire de ces deux manifestations.

« On a tendance à considérer encore la trépidation épileptoïde et l'exagération des réflexes rotuliens comme deux phénomènes du même ordre. Or, je me suis élevé depuis longtemps contre cette manière de voir par trop exclusive. Et je regrette de ne pas voir figurer dans la bibliographie du rapport de M. Crocq, par ailluers si complète, l'indication d'un travail publié en 1884 dans la *Revue de médecine*, par M. de Fleury, alors mon interne, et celle d'une thèse faite l'année suivante sous mon inspiration par M. Delom-Forbé et soutenue devant la Faculté de Bordeaux. » Soit dit en passant, le reproche fait à la bibliographie de M. Crocq est gratuit, car à la page 180 du rapport de cet auteur, on trouve les indications réclamées par le savant professeur de Bordeaux.

Enfin, il y a dans la littérature de très nombreux cas de dissociation des deux phénomènes. Quelle explication en donner ? M. Remlinger cite même quelques faits cliniques où il y avait abolition du réflexe achilléen avec un superbe clonus du pied.

Pathogénie

La nature réflexe du clonisme tendineux a été vivement attaquée dès le début, comme nous l'avons déjà fait remarquer. Westphal le premier l'a niée. Waller l'a suivi dans cette voie. Cette théorie réflexe rend bien difficile l'explication de nos faits. Comment concevoir en effet qu'une maladie générale, telle que la dothiénentérie puisse toucher seulement un point du névraxe assez localisé pour modifier isolément la réflectivité du tendon d'Achille ou celle du tendon rotulien ? D'ailleurs, M. Pitres fait remarquer avec ses élèves qu'un réflexe tendineux, secousse unique, ne ressemble pas beaucoup aux secousses rythmées souvent inlassables du clonisme tendineux. N'observe-t-on pas couramment une énorme exagération des réflexes sans clonus ?

Quoi qu'il en soit, on a pensé à faire du clonus, un phénomène ayant une certaine autonomie. Nous relatons ci-dessous deux théories qui ont pour objet de l'expliquer.

Pour MM. Weill, Albouze et Beaujeu, la trépidation épileptoïde serait un phénomène cérébral et, qui plus est, cortical. La corticalité irritée par une lésion méningée ou intrinsèque, par des produits de sécrétion de microbes traduirait son irritation par une série de phénomènes nerveux, dont le clonus. Les fibres nerveuses en relation avec les phénomènes cloniques tendineux seraient des fibres à long trajet, tandis que les réflexes tendineux ordinaires auraient des conducteurs à court trajet, spinal. Les auteurs lyonnais, qui ont surtout étudié le clonus dans la fièvre typhoïde, ont trouvé dans cinq cas la coïncidence de phénomènes délirants et de la trépidation du pied. Ils ont fait remarquer aussi que quelquefois, dans la convalescence de la dothiénentérie, le clonus n'a disparu qu'avec l'état mental particulier des typhiques convalescents, moitié fait d'hébétude, moitié d'excitation ; ils en ont été amenés à créer la théorie que nous venons de relater.

Ils expliquent les phénomènes de dissociation en supposant que l'écorce irritée inhibe le pouvoir réflexe de la moelle.

M. Pitres et ses élèves, MM. De Fleury et Delom-Sorbé, admettent que la trépidation épileptoïde est un phénomène purement musculaire, n'ayant aucun rapport avec les réflexes. Sa production exige une forte augmentation de la tonicité musculaire. On sait que le tonus, sans être un phénomène absolument lié à la réflectivité (Van Gehuchten), suit la plupart du temps les mêmes vicissitudes. C'est ce qui expliquerait l'identité apparente du clonus et de l'hyperréflectivité, comme nature.

Nous pensons que là, comme dans bien des points litigieux en médecine, un peu d'éclectisme n'est pas de mauvaise mise. Il est certain que chacune de ces deux théories s'applique parfaitement à un certain nombre de cas cliniques. Sans doute les arguments fournis par M. le professeur Pitres et ses élèves ont une haute valeur, les expériences faites sont concluantes ; mais les relations si bien établies entre les phénomènes cérébraux et le clonus empêchent de repousser la théorie de M. Weill. D'ailleurs le savant professeur de Bordeaux reconnaît que le clonus exige pour se produire une forte augmentation de l'apport tonique. Ne serait-ce pas là l'action de la corticalité admise par les auteurs lyonnais ?

Nous publions plus loin les expériences entreprises par M. de Fleury, sous la direction de M. Pitres, pour étayer sa théorie.

Le clonus est un phénomène pathologique, nous dit M. Crocq dans son rapport Berger (*Arch. f. Heilkrankeiken*..., 1879, n° 4) ne l'a trouvé que trois fois sur 1400 sujets sains. Eulemburg (*Kindern deutsche Zeitschrift*, 1878) n'a jamais pu le provoquer sur 200 enfants. Cependant on a constaté que des influences très passagères et en somme assez futiles pouvaient le faire naître. Les excès alcooliques, l'ivresse, un chagrin, une émotion ont pu être incriminés dans quelques cas.

Le clonus tendineux s'observe au pied surtout, mais on peut le provoquer en abaissant d'un coup sec *la rotule,* en élevant brusquement le grand pectoral, en renversant la main.

L'explication physiologique dans l'hypothèse de M. Pitres est celle-ci. La main du médecin relevant l'avant-pied tiraille le tendon d'Achille, d'où irritation musculaire et contraction ; celle-ci tend les tendons du groupe musculaire antérieur de la jambe, d'où seconde contraction antagoniste, ainsi de suite. Ce serait en somme le type de ces pseudo-réflexes dont les auteurs anglais et notamment M. Sherrington *(Cong. inter-nation. de Paris, 1900)* veulent étendre la compréhension à tous les réflexes tendineux et notamment au réflexe rotulien.

Le clonisme tendineux s'observe dans toutes les maladies spastiques, c'est de connaissance banale, dans les intoxications quelquefois, dans quelques grandes pyrexies, dans des traumatismes, enfin, quelquefois, dans les névroses. Dans tous ces cas, il peut coïncider avec l'abolition ou la diminution du réflexe patellaire. Nous citerons des cas cliniques se rapportant à toutes ces classes.

C'est surtout la trépidation plantaire dans la fièvre typhoïde qui a fait l'objet de nombreux travaux. La première mention de l'état de la réflectivité dans la fièvre typhoïde a été faite par Strümpell *(Die Arch. für kl. med.*, t. XXIV, p. 276). Petit Clerc (thèse de Paris, 1880. *Des réflexes tendineux*, p. 87) nous dit : « Nous avons recherché les réflexes tendineux dans le cours de la fièvre typhoïde; dans bien des cas nous avons trouvé l'existence normale du phénomène du genou, mais, souvent, il était plutôt diminué qu'augmenté. Dans quelques cas rares, il est vrai, nous avons constaté son abolition complète, coïncidant avec une énorme exagération de l'irritabilité mécanique et directe du muscle. » En 1881 paraît dans le *Progrès médical,*

p. 783 et 803, un article de M. G. Ballet, intitulé :
*Contribution à l'étude du réflexe tendineux. Note
sur l'état de la réflectivité spinale dans la fièvre
typhoïde.*

Cet auteur pense que la trépidation se produit surtout dans les fièvres typhoïdes ataxiques ou adynami-
ques. Il ne cite aucun fait de dissociation.

En 1884, M. Pitres et son interne M. de Fleury font
paraître leurs travaux. Ils affirment et expliquent l'individualité du réflexe rotulien et de la trépidation.
M. de Fleury cite quelques observations de typhiques
convalescents avec abolition des réflexes rotuliens et
et clonus du pied. En 1885, un élève de M. Pitres,
Delom-Serbé fait sa thèse inaugurale sur la *Trépidation
épileptoïde provoquée*. Il ne dit rien de particulier au
sujet de la fièvre typhoïde.

En 1891, Albouze fait paraître sa thèse à Lyon sur
les *Réflexes dans la dothiénentérie.*

Pour lui, l'exagération des réflexes indiquerait jusqu'à un certain point la bénignité de la maladie.
L'abolition des réflexes avec trépidation épileptoïde
serait l'apanage des cas graves. Les réflexes auraient
une tendance très nette à s'exagérer à la convalescence.
Il étudie 100 typhiques et consigne l'état des réactions
tendineuses et du clonus pendant la période aiguë et
pendant la convalescence. Nous reproduisons ci-
dessous le tableau où son travail est résumé.

*Etat des réflexes et de la trépidation épileptoïde du pied
étudiés sur 100 malades ou observations de malades.*

	Période aiguë	Convalescence
Augmentés :		
Rotulien . . .	31	74
Achilléen . . .	17	64
Olécranien . . .	29	46
Trépidation . .	56	32
Normaux :		
Rotulien . . .	15	10
Achilléen . . .	6	8
Olécranien . . .	3	7
Diminués ou nuls :		
Rotuliens . . .	27 nuls	6 nuls
— . . .	24 faibles	6 faibles
Achilléens . . .	36 nuls	6 nuls
— . . .	17 faibles	5 faibles
Olécraniens . .	24 nuls	7 nuls
— . . .	9 faibles	3 faibles

La disparition de l'épilepsie spinale, dit l'auteur dans ses conclusions, sera dans certains cas un signe de la cessation de l'action du poison typhique sur l'organisme et particulièrement sur le système nerveux.

Presque en même temps paraît dans la *Province médicale* un article très important de MM. Perret et Devic, *Recherches sur l'état des réflexes tendineux chez les typhiques traités par les bains froids.*

L'état des réflexes tendineux a été étudié chez quarante-quatre de leurs malades. Sur huit cas, étudiés à part, deux fois tous les réflexes tendineux manquaient (deux cas mortels) ; une fois, dans une fièvre de courte durée, les réflexes rotuliens manquaient et il y avait en même temps une trépidation épileptoïde légère.

Deux fois réflexes rotuliens exagérés avec clonus du pied, deux fois les réflexes étaient normaux.

Notons que, dans un cas bénin, il y a eu abolition des réflexes patellaires avec clonus du pied.

Les deux auteurs lyonnais ont examiné les réflexes à la période fébrile, puis à la période apyrétique chez trente-six autres malades. Après avoir fait remarquer que, dans leur statistique, jamais la trépidation ne s'est montrée chez les enfants au-dessous de six ans, ils divisent leurs trente-six malades en deux catégories : dans la première, sont seize sujets chez lesquels les symptômes notés pendant la période fébrile n'ont pas subi de modifications pendant l'apyrexie. Dans la deuxième, vingt sujets chez qui, au contraire, ces symptômes se sont modifiés plus ou moins.

Première catégorie, 16 cas. — Une fois les réflexes tendineux et la trépidation plantaire ont absolument manqué.

Deux fois les réflexes patellaires étaient normaux et la trépidation nulle.

Trois fois, les réflexes tendineux manquant, une trépidation très nette se manifesta.

Deux fois, réflexes rotuliens exagérés, légère trépidation.

Huit fois enfin avec des réflexes rotuliens exagérés et la plupart des autres réflexes très manifestes (achilléen, bicipital, radial); trépidation copieuse et inlassable.

Deuxième catégorie. — « Vu la différence qu'ont présentée l'état des réflexes et l'existence de la trépidation, nous sommes obligés d'étudier ces deux symptômes à part. » Il n'est pas mauvais, en passant, d'enregistrer cette phrase des deux auteurs lyonnais.

Tantôt la trépidation qui n'existait pas pendant la fièvre (4 cas) apparut seulement au moment de la défervescence.

Tantôt (7 cas) la trépidation, à peine apparente pendant la fièvre, devint très apparente à la chute de la température.

Tantôt enfin (9 cas) la trépidation, très accusée pendant la fièvre, disparaît à l'apyrexie.

Réflexes (14 cas) exagérés pendant la période fébrile ; ils tombent à la normale avec l'apyrexie.

6 cas normaux ou faibles pendant la fièvre ; ils s'exagèrent à la convalescence.

Après cette étude, les auteurs cherchent à tirer quelques conclusions soit pour le pronostic, soit pour le traitement.

« Au début de nos recherches, nous avions cru que l'exagération des réflexes tendineux et l'apparition de la trépidation épileptoïde étaient sous la dépendance de l'élévation de la température, d'autant plus que souvent il nous est arrivé de trouver ces phénomènes développés à un haut degré dans d'autres affections fébriles aiguës, notamment la tuberculose, la pneumonie, la rougeole, etc. Il a fallu abandonner cette interprétation. » Et plus loin :

« On pourrait peut-être, dans certain cas, trouver dans la disparition de la trépidation et de l'exagération des réflexes tendineux, un indice de la cessation absolue de l'action du poison typhique sur l'organisme. »

Dans ces cas, pour MM. Devic et Perret, lorsque la trépidation plantaire et l'exagération des réflexes tendineux ne cessent que longtemps après que les malades ont quitté le lit, ce phénomène marquerait la fin de cet état intermédiaire entre la santé et la maladie et qu'on désigne sous le nom de convalescence.

En 1895, paraît la thèse de Renard : *De l'exagération des réflexes tendineux du pied et du genou dans la dothiénentérie*, Nancy. Il cite quelques cas de paraplégie post-typhique.

Enfin, en 1898, vient le travail de Beaujeu : *De la dissociation du réflexe rotulien et de la trépidation plantaire dans la fièvre typhoïde* (Thèse de Lyon). C'est là que la théorie corticale du clonus est exposée.

Le dernier travail important sur cette question est l'article de Remlinger paru dans la *Revue de médecine* de 1901.

Cet auteur consigne les résultats obtenus sur 100 malades.

Les réflexes tendineux on été trouvés :

Abolis . . . dans 29 cas de dothiénentérie
Diminués .   — 17   —   —
Normaux. .   — 22   —   —
Exagérés . .   — 32   —   —

Il étudie successivement ces quatre classes de faits. Nous relaterons en quelques mots le résultat de ces études.

1° *Fièvre typhoïde avec abolition des réflexes tendineux.*

29 observations portant sur 12 cas de fièvre typhoïde bénigne, 12 cas d'intensité moyenne, 5 cas graves dont 3 mortels. M. Remlinger fait remarquer que, au moins dans sa statistique, l'abolition des réflexes tendineux semble accompagner surtout les cas bénins, la fièvre typhoïde abortive et l'embarras gastrique fébrile à bacilles d'Eberth. Il fait remarquer aussi que les réflexes ont une tendance à augmenter à mesure que la maladie progresse.

Il ne cite qu'une observation avec trépidation plantaire.

2° *Fièvre typhoïde avec diminution des réflexes tendineux.*

17 cas dont 3 bénins, 7 de moyenne intensité, 7 graves à forme adynamique, 2 décès.

Dans la plupart de ces observations, est notée la tendance des réflexes à s'accentuer à mesure que la maladie a progressé.

Deux fois la trépidation épileptoïde du pied a coïncidé avec une diminution du réflexe rotulien.

3° *Fièvre typhoïde avec intégrité des réflexes tendineux.*

22 malades dont 14 atteints peu gravement, 2 d'une façon moyenne, 6 très gravement, 3 décès. Chez deux malades, avec des réflexes rotuliens normaux, clonus du pied.

4° *Fièvre typhoïde avec exagération des réflexes tendineux.*

28 cas donc 4 de fièvre typhoïde bénigne, 5 cas de

moyenne intensité, 19 cas graves, 7 décès. Presque tous les cas de cette quatrième catégorie se rapportent à des fièvres typhoïdes hypertoxiques d'emblée. Remlinger a noté la fréquence des hémorragies intestinales, de l'incontinence des matières, de la phlébite, de l'otite moyenne suppurée, des rechutes. Jamais de paraplégie.

L'auteur se range à la théorie de M. Pitres pour expliquer la pathogénie du clonus.

En somme, il a observé 16 fois la trépidation avec réflexes exagérés, 5 fois avec réflexes diminués et 1 fois avec réflexes abolis.

L'exagération des réflexes a été plus souvent observée que le clonus. La percussion du tendon rotulien exagère ce phénomène. Sur 8 malades la trépidation est apparue, de telle façon que l'auteur a pu la considérer comme un phénomène critique. La disparition dans les formes graves assombrit le pronostic.

Enfin, dans son ensemble, sa présence implique une gravité considérable de la maladie. En effet, 21 malades avec clonus ont fourni 8 décès, 79 malades sans clonus n'en ont fourni que 6.

L'auteur a trouvé 8 fois le clonus de la rotule toujours avec exagération des réflexes. Enfin, il a décrit chez trois malades un clonus du pied par percussion du tendon d'Achille.

Que faut-il penser de tout cet ensemble ? Il nous semble que l'on peut tout simplement déduire que, dans la dothiénentérie, le système nerveux est toujours touché. D'ailleurs, Chédevergne et Ballet trouvent, aux autopsies, la moelle congestionnée. Voinot (communication au IIIe Congrès de médecine, Nancy, 1896), a examiné dix moelles. Il a constaté une démyélinisation partielle ou totale, gonflement du cylindraxe, état granuleux du protoplasma des cellules. Malheureusement, l'état des réflexes n'est pas noté. Baraban et Renard, dans deux cas avec exagération des réflexes, trouvent une fragmentation de la myéline. Les cylindraxes sont respectés. Les lésions étaient dominantes dans la région dorso-lombaire, et particulièrement au niveau des cordons latéraux. Tout cela n'explique évidemment pas les cas de dissociation. Pourrait-on penser que, dans les cas où les réflexes sont abolis, il y a des lésions cylindraxiles?

Ce qu'il y a de certain, c'est que le clonus apparaît volontiers dans les infections et les intoxications, ce qui est la même chose au fond. Levi et Follet l'ont trouvé dans la tuberculose pulmonaire à la période cavitaire.

M. le professeur Raymond l'a signalé dans un cas de rhumatisme chronique.

Il est fréquent dans l'alcoolisme.

Enfin, notre maître, M. Lannois, l'a rencontré dans la maladie de Basedow. Nous pourrions penser que c'est l'intoxication par hyperthyroïdisation qui en est la cause.

Nous publions une observation de mal de Pott, où l'on avait d'abord noté l'abolition des réflexes rotuliens avec clonus. Un abcès fusa un beau jour vers l'omoplate gauche; aussitôt les réflexes rotuliens reparaissent et la trépidation diminue. Dans ce cas, expliquer comment la compression de la moelle par un abcès avait pu produire la dissociation paraît être chose bien difficile.

Enfin, il y a de nombreux cas de discordance dans des traumatismes du genou, de la jambe ou du cou-de-pied. Nous publions ci-dessous les observations les plus intéressantes que nous avons trouvées, et l'on verra, par leur lecture, que les réflexes et le clonus sont deux phénomènes absolument distincts, qu'ils sont souvent dissociés, et que si, dans beaucoup de cas, la théorie de M. Pitres satisfait l'esprit, beaucoup d'autres cas trouvent une explication bien plus naturelle dans celle de M. Weill.

OBSERVATION XXX (inédite).

(Malade étudié par M. Lannois, dans le service de M. le professeur Lépine, pendant une suppléance.)

Mal de Pott, datant de l'enfance. Dissociation des réflexes tendineux et de la trépidation épileptoïde.

Résumé. — Le nommé X..., trente-sept ans, cordonnier à Tenay, est entré dans le service de M. le professeur Lépine, suppléé alors par M. Lannois, avec des phénomènes paraplégiques qu'il fait remonter à un an environ, qui se sont installés lentement et qui ont débuté par de la raideur des jambes et de la difficulté dans la marche. Paraplégie presque complète. Le malade est confiné au lit avec des signes de contracture, des douleurs, de l'anesthésie en bande à la piqûre au contact et à la chaleur. Il existe un certain degré de dissociation syringomyélique (plusieurs schémas sont annexés à l'observation). Il présente au niveau de la région dorso-lombaire, avec maximum au niveau de la deuxième lombaire, une gibbosité augulaire qu'il dit dater de l'âge de quatre ans et qu'il attribue à une chute faite à cette époque. Il affirme qu'il n'avait jamais présenté de phénomènes paralytiques à aucune période de son existence avant ces derniers mois. Déformation professionnelle nette du sternum. Courbure rachitique au membre supérieur. L'observation porte qu'on pensa tout d'abord à une lésion de syringomyélie consécutive au traumatisme médullaire qu'il s'était faite dans l'enfance.

Le point qui nous intéresse dans l'observation est le suivant : le malade présente une abolition complète des réflexes rotuliens avec une trépidation épileptoïde extrêmement marquée. Il suffisait de relever la plante du pied pour obtenir des secousses indéfiniment persistantes. Ces phénomènes persistèrent pendant plusieurs semaines.

Un matin qu'on voulait les montrer aux élèves qui suivaient le service, on constata que les réflexes rotuliens avaient reparu brusquement pendant que la trépidation épileptoïde avait nettement diminué. En même temps le malade appelait l'attention sur une tumeur apparue sans douleurs au-dessus de l'omoplate gauche et l'on constata en effet la présence à ce niveau d'une grosse tumeur fluctuante. Il s'agissait très évidemment d'un abcès par congestion provenant de la région lombaire et ayant eu une migration insolite le long des muscles de la gouttière vertébrale, migration certainement favorisée par l'énorme ensellure lombaire et la position déclive de la colonne au-dessus de la gibbosité dans la position couchée.

Le malade fut envoyé en chirurgie, où le diagnostic fut confirmé. Traitement par des ponctions et des injections modificatrices dans la poche.

Cette observation prouve d'une manière absolue l'indépendance des réflexes et du clonus ; elle montre en outre que les centres de ces phénomènes ou du moins les conducteurs nerveux qui en dérivent sont bien dictincts.

OBSERVATION XXXI (inédite, résumée).

(Hospice du Perron. — Service de M. Lannois).

*Epilepsie. — Mal de Pott. — Dissociation des réflexes
rotuliens et de la trépidation épileptoïde.*

Louis C..., dix-huit ans, entré le 25 juin 1898.

Père mort d'affection inconnue à cinquante huit ans. Alcoolique. Mère bien portante. A eu trois enfants, une fille bien portante, le malade, et un garçon âgé de quatorze ans imbécile et épileptique.

Peu de renseignements sur les antécédents personnels. Le malade a fait un séjour à l'Antiquaille en 1892 (crises épileptiques). Depuis, le nombre des crises s'est accru. Ces crises sont ordinairement diurnes, à aura épigastrique.

Examen physique. — Crâne normal, lobules du pavillon adhérents, les dents incisives sont crénelées.

La sensibilité générale est normale, pas de troubles des organes des sens. La motilité est normale, pas de paralysies, ni de contractures. Pas de troubles des sphincters. Les réflexes sont normaux. L'intelligence est diminuée, les appareils digestifs et respiratoires sont normaux, le rythme cardiaque est un peu irrégulier.

29 octobre 1899. — Le malade est entré à l'infirmerie depuis le 30 septembre. Il accusait, depuis un certain temps, une faiblesse générale accentuée surtout aux membres inférieurs. Après avoir pris trois crises consécutives assez rapprochées, il éprouva une gêne dans la marche qui s'accentua rapidement, si bien que le malade, ne pouvant se tenir debout, dut s'aliter complètement. On s'aperçut alors que contrairement à ce qui se passait auparavant il ne pouvait parfois retenir ni ses matières, ni ses urines.

A l'examen on constate une paraplégie flasque complète des membres inférieurs, plus marquée à gauche. Les deux pieds ont l'aspect du pied paralytique. Les réflexes rotuliens sont complètement abolis. On constate nettement des deux côtés de la trépidation épileptoïde. Pas de phénomène du genou. Pas de réflexe de Babinski. Pas de réflexe plantaire. La force musculaire est absolument abolie des deux côtés. Le réflexe crémastérien persiste.

Zone d'anesthésie (à la sensibilité et à la chaleur) des faces dorsale et plantaire du pied gauche. D'une façon générale, il y a diminution de toutes les sensibilités.

Parésie des sphincters. Incontinence passagère des matières, presque constante des urines.

A l'examen de la colonne vertébrale on constate l'existence d'une gibbosité médiane siégeant au niveau de la colonne lombaire, à concavité dirigée à gauche. Les deux dernières vertèbres dorsales et les deux premières lombaires sont saillantes. Pas de douleur à la pression à ce niveau.

25 novembre. — Depuis l'entrée du malade à l'infirmerie, la paraplégie s'est accentuée.

Examen des réflexes.

Le réflexe crémastérien persiste à droite, mais disparaît à gauche.

Le réflexe abdominal persiste du côté droit, de même à gauche au niveau de l'ombilic, mais il disparaît plus bas au niveau de la région hypogastrique gauche.

Les réflexes cutanés sont plus accentués à droite : en faisant une raie à l'épingle au-dessous du sein gauche, on obtient une vive contraction musculaire à droite.

Le réflexe conjonctival est peu marqué

Le réflexe cornéen persiste.

Pour les réflexes tendineux, les troubles signalés plus haut sont toujours les mêmes.

OBSERVATION XXXII (inédite, résumée).

(Hôpital de la Croix-Rousse. — Service de M. Lannois.)

Ch... Marie, quarante et un ans, brodeuse. Entre le 11 juin 1896, salle Sainte-Clotilde, décédée le 14 septembre 1896.

Maladie de Basedow. Coexistence de la trépidation épileptoïde et de l'absence de réflexes rotuliens. Rétropulsion. Souffle systolique de la pointe. Mort subite.

Pas d'antécédents nerveux dans la famille.

Pas d'antécédents personnels. Début de l'affection il y a trois mois par des palpitations et de la faiblesse des membres inférieurs.

Puis bientôt survinrent presque simultanément du goitre, de l'exophtalmie et du tremblement.

A l'entrée à l'hôpital, amaigrissement et troubles de la pigmentation au niveau du cou, des mains, des cuisses. *Hypertrophie thyroïdienne bilatérale;* la tumeur n'est pas fluctuante, elle est animée de battements.

Exophtalmie double assez prononcée. Vision normale ; un peu de nystagmus horizontal dans les mouvements du regard forcé en dehors.

Léger tremblement s'exagérant à l'occasion des mouvements. Les réflexes rotuliens sont très diminués, surtout à droite.

Un peu de trépidation épileptoïde des deux côtés, plus marquée à gauche.

Au cœur, palpitations s'exagérant au moindre mouvement. Souffle systolique de la pointe, doux, se propageant dans toute la région péricardique.

P. = 116, régulier.

A l'examen du thorax, défaut d'ampliation assez marqué.

Fonctions digestives normales.

Les urines ne contiennent pas d'albumine.

12 juin. — Etat des réflexes : réflexe rotulien faible à gauche, aboli à droite.

La trépidation épileptoïde est très nette, surtout à gauche. Pas de phénomène du genou. Les autres réflexes sont normaux. La démarche est faible, un peu de rétropulsion spontanée.

Température du matin, 38°4. Iodure de potassium : 4 grammes.

15 juin. — Desquamation très prononcée au niveau de la face dorsale des mains, surtout marquée à gauche.

27 juin. — La malade sort un peu améliorée. Diminution du goitre, de l'exophtalmie, des palpitations.

11 août. — La malade rentre dans le service accusant des douleurs gastriques très violentes, survenant surtout la nuit.

17 août. — Réflexes rotuliens abolis. Persistance de la trépidation épileptoïde, de la rétropulsion.

6 septembre. — La malade sort dans le même état.

17 septembre. — La malade revient dans le service. Thrill, éréthisme circulatoire, palpitations très violentes, arythmie, le souffle systolique persiste assez intense, œdème des membres inférieurs, un peu d'albumine dans l'urine. Digitale, 40 centigrammes.

16 septembre. — La malade, dont l'état n'était pas plus mauvais depuis deux jours, meurt subitement aux lieux d'aisances, cette nuit à 3 heures.

Autopsie pratiquée le 15 septembre.

A l'ouverture de l'abdomen, on constate un léger épanchement ascitique. Cœur assez volumineux, 320 grammes. Plaques laiteuses à la surface du cœur. Légère insuffisance mitrale, un peu d'épaississement de la valve droite avec raccourcissement des piliers, hypertrophie du ventricule gauche.

Poumons, emphysème des deux côtés.

Le thymus pèse 40 grammes, il contient une substance crémeuse presque puriforme.

Corps thyroïde, 225 grammes, goitre charnu, pas de kystes.

Cerveau, rien d'anormal aux coupes de Pitres.

Au niveau des corps restiformes, vers la partie moyenne, on constate de chaque côté une petite saillie brun clair, appréciable, surtout au toucher. La pièce envoyée au laboratoire d'anatomie pathologique a été malheureusement égarée.

Rien au bulbe ni à la moelle.

OBSERVATION XXXIII (inédite. Service de M. Lannois).

V..., P., dix-huit ans, ne sait ni lire ni écrire.

Dégénérescence. — Epilepsie. — Alcoolisme paternel.

Résumé. — Père mort à cinquante-quatre ans, il était toujours ivre. Mère en bonne santé, pas nerveuse, trois frères ou sœurs, rien à signaler. Grosses frayeurs de la mère pendant la gestation. Asphyxie à la naissance. Pas d'énurèse nocturne prolongée.

Personnellement, typhoïde à huit ans.

Affection ayant débuté il y a sept ans par une crise nettement épileptique. Depuis, crises espacées.

Intellect nul. Peur incompréhensible, caractère emporté.

Microcéphale, réflexes rotuliens forts, achilléens normaux. Quelques secousses de clonus de la rotule et du pied.

OBSERVATION XXXIV (inédite. Service de M. Lannois).

P..., N., boulanger, cinquante-quatre ans, ne sait ni lire ni écrire.

Alcoolisme. — Paralysie agitante à forme unilatérale (côté droit).

Résumé. — Rien aux antécédents, deux enfants bien portants. Syphilis il y a dix-sept ans, actuellement tremblement parkinsonien à droite.

Réflexes rotuliens diminués, achilléen n'a pu être obtenu, bras et avant-bras normaux.

Quelques secousses au relèvement de la plante des deux côtés.

OBSERVATION XXXV (inédite. Service de M. Lannois).

I..., M., brodeuse, quarante et un ans.

Maladie de Basedow fruste. — Hystérie légère. — Crises

hallucinatoires il y a quatre ans. — Courte léthargie il y a six ans.

Résumé. — Antécédents héréditaires cardiaques et pulmonaires. Maladie banale de l'enfance.

Affection ayant débuté il y a deux ans par un tremblement des membres, ayant disparu brusquement après quatre mois. Migraines fréquentes. Léthargie courte. Hallucinations religieuses.

Actuellement léger goitre, un peu d'exophtalmie. Tremblement. P. = 100.

Réflexes rotuliens normaux, achilléens normaux. Quelques secousses de clonus aux pieds.

OBSERVATION XXXVI (inédite. Service de M. Lannois).

Q..., L., vingt-sept ans, employé de commerce.

Dégénérescence psychique antérieure. — Symptômes de paralysie générale au début, consécutivement à des chagrins de ménage.

Réflexes rotuliens forts, achilléens normaux. Pas de clonus du pied. Clonus net de la rotule.

OBSERVATION XXXVII (inédite. Service de M. Lannois).

Cl..., J., ménagère, trente et un ans.

Hérédité névropathique. — Tétanos il y a trois ans. — Crises convulsives, tremblement.

Réflexes rotuliens normaux, achilléens normaux. Clonus du pied.

OBSERVATION XXXVIII
(Obs. XXIII de la thèse d'Albouze, p. 39.)

Résumé. — B..., Marie, quatorze ans et demi. Fièvre typhoïde. Salle Saint-Ferdinand, n° 17. Forme adynamique.

Réflexes : Nuls. Trépidation bilatérale nette.

Pendant la convalescence : Réflexes appréciables. Trépidation.

OBSERVATION XXXIX

(Obs. XXVII du même auteur.)

Résumé. — Z..., Emma, dix ans et demi, entrée le 28 janvier, sortie le 27 mars. Fièvre typhoïde grave, rechute.

Réflexes : Période fébrile (40 degrés). Pas de réflexes rotuliens, ni achilléens. Trépidation nette.

Convalescence : Patellaires exagérés. Pas de clonus.

OBSERVATION XL

(Obs. XXXIII du même auteur.)

D..., Clémence, douze ans (17 juillet, 25 août). Typhoïde.

Réflexes : Période fébrile. Absence des rotuliens ou achilléens. Trépidation.

Convalescence : Retour des réflexes tendineux. Le clonus persiste.

OBSERVATION XLI

(Obs. XCVIII du même auteur.)

L..., Germain, neuf ans, 25 septembre 1884, forme grave de Doth.

Réflexes et trépidation (T. = 40 degrés) : Rotulien nul, achilléen nettement marqué. Trépidation très marquée.

A la convalescence : Rotulien fort; achilléen, net.

Trépidation persiste.

OBSERVATION XLII

(Obs. C. du même auteur.)

M..., trois ans. Salle Sainte-Aline, n° 23. Typhoïde normale.
Réflexes (T. = 40 degrés) : Rotuliens et achilléens, nul. Trépidation.

A la convalescence : Rotuliens et achilléens, marqués.
Clonus persiste.

OBSERVATION XLIII (inédite. — Service de M. Lannois).

Résumé. — C .., François, ciseleur, soixante-ans, né à Chissey-lès-Mâcon.

Hémiplégie gauche avec paralysie faciale gauche, atteignant le facial supérieur gauche.

Père paraplégique, rien de plus à signaler aux antécédents.

L'hémiplégie remonte à sept mois. Début par une chute suivie de paralysie au bout de cinq heures sans nouvel ictus.

Hyperthermie pendant un mois à la suite de ce début.

Actuellement, les muscles paralysés sont en contracture.

Galop au cœur. Artériosclérose.

Réflexes rotuliens : Exagéré à gauche. Achilléens, diminué à gauche, normal à droite. Réflexes exagérés au bras et avant-bras. La trépidation épileptoïde existe des deux côtés, mais surtout à gauche. Disque léger d'albumine.

Sous les auspices de M. le professeur Pitres, de Fleury entreprend une série d'expériences sur cinq malades présentant en même temps de l'exagération des réflexes tendineux et de la trépidation épileptoïde très nette.

Je reproduis ci-dessous le compte rendu de la première expérience. Les quatre autres sont absolument identiques.

Expérience I.

François Derch... quarante-huit ans, hémiplégique à droite depuis treize mois. Contracture secondaire de moyenne intensité à droite, réflexe rotulien très exagéré à droite. La trépidation épileptoïde existe très nettement du même côté ; elle est nulle à gauche.

Le 25 juillet 1883, à 3 h. 6, après avoir constaté que les réflexes tendineux et la trépidation existent au degré habituel, nous roulons une bande d'Esmark autour du membre inférieur droit, nous appliquons le lien à la racine de la cuisse, et nous enlevons la bande. Immédiatement après, la trépidation persiste très intense ; à 3 h. 9, elle est plus difficile à obtenir, et s'arrête spontanément après dix à douze oscillations ; à 3 h. 11, elle ne donne plus que trois secousses, après lesquelles il devient impossible de provoquer le phénomène. A ce moment-là, le malade n'a pas perdu les mouvements volontaires ni la sensibilité du membre, anémié.

La contracture n'a pas encore tout à fait disparu. Nous constatons que le réflexe tendineux à la percussion du tendon rotulien et du tendon d'Achille persiste tel qu'il était avant l'expérience. A 3 h. 16, il n'y a plus de traces de contracture, la trépidation n'a pas reparu, on enlève le lien de caoutchouc, la circulation se rétablit et la trépidation se montre de nouveau avec une grande intensité, la contracture se rétablit à peu près en même temps.

Maurice de Fleury cite deux observations de convalescence de dothiénentérie. Les réflexes rotuliens sont très faibles ; on obtient une trépidation épileptoïde très nette du pied chez les deux sujets.

Une troisième observation du même auteur mérite d'être relatée *in extenso*.

OBSERVATION XLIV

(M. de Fleury, in *Revue de médecine*, tome IV, 1884, p. 659).

Abolition des réflexes rotuliens, trépidation très accentuée.

D... J., vingt-sept ans, examiné pour la première fois le 7 juillet 1883, au cours d'une fièvre typhoïde (12e jour). Les réflexes tendineux sont absolument abolis ; plusieurs tentatives, répétées à plusieurs moments de la journée, et dans diverses positions du sujet, n'amènent aucun résultat. Au premier essai, on obtient, par contre, une trépidation très accentuée aussi bien au pied droit qu'au pied gauche ; les oscillations persistent ininterrompues pendant deux ou trois minutes. Pendant les trois jours suivants, même état des choses. Le 11, l'intensité de la trépidation est moindre : les trois ou quatre jours suivants, on observe dans l'intensité du phénomène de notables variations, sans que l'état général du malade présente de modifications sensibles. Pendant la convalescence, la trépidation persiste bien moindre qu'au début. Les réflexes étaient encore abolis à la sortie de l'hôpital.

OBSERVATION XLV (M. de Fleury).

Entorse tibio-tarsienne du pied droit. Réflexes rotuliens normaux des deux côtés, trépidation du pied malade, transitoire.

Homme de trente-six ans, entré à l'hôpital le 23 juin 1883, pour une entorse tibio-tarsienne du pied droit datant de vingt-quatre heures ; examen le jour de l'arrivée. La douleur nous empêche de pratiquer le relèvement du pied, mais le malade ayant placé son pied le talon en l'air, la pointe appuyée sur le sol, il est pris d'une série de secousses rythmiques qu'il réprime aussitôt en changeant de position ; le malade affirme observer ce fait pour la première fois. Quinze jours après, nous pratiquons le relèvement de la pointe du pied, et nous observons une série d'oscillations courtes, mais caractéristiques. Quand on fait prendre au malade la position du pied, talon en l'air, pointe appuyée sur le sol, on observe le même phénomène qu'à l'entrée. Les réflexes tendineux sont normaux des deux côtés. Le 17 juillet 1883, le malade quitte l'hôpital, guéri, n'ayant plus que des traces insignifiantes de trépidation.

OBSERVATION XLVI (M. de Fleury).

Fracture des deux os de la jambe droite, réflexes tendineux normaux ; trépidation épileptoïde, du pied droit, transitoire.

D..., vingt-trois ans, entré à l'hôpital pour une fracture des deux os de la jambe droite. Huit jours après la consolidation, le malade est examiné au point de vue qui nous occupe : la trépidation est très notable à droite. Elle n'existe pas à gauche. Le réflexe rotulien et le réflexe du tendon d'Achille sont normaux des deux côtés. Huit jours après le premier examen, les réflexes tendineux sont toujours normaux ; on obtient encore, mais plus difficilement, quelques secousses.

OBSERVATION XLVII (M. de Fleury).

Arthrite fongueuse du tarse à droite. Réflexes tendineux normaux, trépidation épileptoïde du pied malade.

D..., J., trente-deux ans, à l'hôpital pour une arthrite fongueuse (pied droit), a de la trépidation très accentuée du côté malade seûlement. Réflexes rotuliens et achilléens normaux des deux côtés. Ce malade est resté à l'hôpital pendant le mois de février et le mois de mars 1883. Durant cette période, nous n'avons constaté que des modifications insignifiantes dans l'état de la trépidation et des réflexes rotuliens.

OBSERVATION XLVIII (M. de Fleury).

Rhumatisme chronique. Eczéma aigu. Réflexes tendineux normaux. Trépidation bilatérale.

B..., B., soixante-douze ans, rhumatisant chronique, entre à l'hôpital pour un eczéma aigu des membres supérieurs et inférieurs, le 20 juillet 1883. Le malade est examiné au point de vue de la trépidation le 24 juillet : ce jour-là, en soulevant la pointe des pieds par le procédé classique, on provoque, aussi bien à droite qu'à gauche, une trépidation épileptoïde de moyenne intensité. Les réflexes rotuliens sont normaux des deux côtés.

25 juillet.—Pas de modifications appréciables dans l'un ou l'autre phénomène. 28 juillet : la trépidation ne peut plus être provoquée au pied droit ; il y a encore des traces au pied gau-

che ; le réflexe à la percussion du tendon rotulien est toujours normal et de moyenne intensité. 29 juillet : il est impossible de provoquer la plus petite série de secousses dans l'un ou l'autre pied; le réflexe rotulien ne se modifie pas. Pendant la semaine qui a suivi, le malade a été examiné tous les jours : la trépidation n'a pas reparu, le réflexe rotulien est resté normal. L'eczéma pour lequel le malade est entré à l'hôpital est à peu près stationnaire : il n'a pas été prescrit de salicylate de soude.

OBSERVATION XLIX (thèse de Delom-Sorbé, p. 68).

Fièvre typhoïde. Trépidation bilatérale très accentuée. Abolition des réflexes rotuliens et achilléens.

T..., vingt-trois ans, entré à l'hôpital le 7 septembre 1885. Il est atteint de fièvre typhoïde non douteuse. Examen des réflexes le 20 novembre. Réflexes du genou et du tendon d'Achille abolis. Trépidation du pied des deux côtés.

17 septembre. — La trépidation persiste avec les mêmes caractères.

OBSERVATION L (thèse de Delom-Sorbé, p. 68).

Résumé. — B..., vingt-quatre ans, entre à l'hôpital le 15 septembre 1885. Fièvre typhoïde certaine. Le 22 septembre examen des réflexes tendineux. Abolition presque complète au genou et au tendon d'Achille. Trépidation épileptoïde bilatérale des pieds et des rotules.

4 octobre. — Le clonus de la rotule a disparu.

12 octobre. — Diminution des symptômes épileptoïdes des tendons.

OBSERVATION LI (thèse Delom-Sorbé, p. 68).

Fièvre typhoïde avec phénomène de la mâchoire. Tremblement épileptoïde des pieds, des masséters. Réflexes tendineux normaux.

OBSERVATION LII (thèse Delom-Sorbé, Bordeaux, 1885, page 65).

Résumé. — X..., soixante-douze ans. Paralysie agitante. Agitation générale, membres un peu raides. Réflexes tendineux normaux. Trépidation épileptoïde du pied.

OBSERVATION LIII (thèse Delom-Sorbé).

X..., salle 15, n° 2 (service de M. Rondot). Paralysie agitante, ayant débuté il y a trois ans. Hémi-tremblement à droite pendant six mois, généralisation des symptômes ensuite. Trépidation épileptoïde du pied.

OBSERVATION LIV *(in* travail de Remlinger).

Fièvre typhoïde de gravité moyenne. Diminution des réflexes tendineux. Au moment de la défervescence, trépidation épileptoïde bilatérale. Guérison.

A..., E., soldat au 16e escadron du train, entre au Belvédère, le 15 novembre 1899, pour une fièvre typhoïde de symptomatologie banale, de moyenne gravité. Il paraît être au sixième jour de son affection. Les réflexes tendineux sont très diminués, presque abolis. Cet état des réflexes persiste pendant toute la durée de l'affection et ils sont notés tantôt comme diminués, tantôt comme abolis. La maladie évolue classiquement. La température réalise un plateau à 39 degrés.

Les phénomènes nerveux sont très peu accusés. Le 24 novembre, le malade est au quinzième jour; la défervescence commence à s'effectuer. On note pour la première fois et aux deux pieds la trépidation épileptoïde. Son intensité n'est pas influencée par la percussion du tendon rotulien. Le réflexe du tendon d'Achille est diminué. Pas de trépidation épileptoïde achilléenne. Le clonus persiste deux jours puis disparaît. En même temps la température atteint la normale. Le malade est en convalescence. Le clonus ne s'est pas reproduit par la suite.

OBSERVATION LV *(in* travail de Remlinger).

Fièvre typhoïde adynamique. Diminution des réflexes tendineux à la période des oscillations descendantes, phénomènes critiques et clonus du pied gauche. Guérison.

M..., R., soldat au 4ᵉ zouaves, entré au Belvédère, le 29 janvier 1900. Il est au quatrième jour d'une fièvre typhoïde qui paraît devoir être grave. Elle revêt assez exactement la forme adynamique et s'accompagne d'un délire calme, continu. Les réflexes tendineux trouvés normaux le jour de l'entrée sont ensuite portés diminués. La maladie évolue de façon à peu près classique. Le 9 février, au quinzième jour, la température commence à réaliser des oscillations descendantes. Le délire continue. Clonus très net au pied gauche. Pas de clonus à droite. Les réflexes tendineux sont toujours diminués. Le clonus persiste les jours suivants et continue à ne se manifester qu'à gauche. Le 12 et le 13 février, il se produit des poussées de sudamina et une décharge urinaire très considérable. La température réalise de grandes oscillations terminales et atteint la normale le 17 février, au vingt-troisième jour. Le clonus a disparu à la date du 15 février. Les réflexes rotuliens se montrent diminués pendant la plus grande partie de la convalescence, puis, lorsque le malade quitte l'hôpital, ils peuvent être considérés comme à peu près normaux.

OBSERVATION LVI *(in* travail de Remlinger).

Fièvre typhoïde banale. Intégrité des réflexes au vingt-troisième jour. Chute brusque de la température. Clonus du pied gauche. Polyurie. Sueurs profuses. Guérison.

I..., M., vingt ans, soldat au 4e zouaves, entre à l'hôpital du Belvédère, le 24 janvier 1900, au dixième jour environ d'une fièvre typhoïde de symptomatologie banale, d'intensité moyenne. Les réflexes tendineux trouvés normaux à l'entrée sont, les jours suivants, notés tantôt comme normaux, tantôt comme légèrement diminués. La température forme pendant longtemps un plateau à 39 degrés Aucune particularité clinique intéressante. Le 6 février, au vingt-troisième jour, la température tombe brusquement à la normale. Le même jour, alors que le réflexe rotulien et les autres réflexes tendineux sont de nouveau notés comme normaux et même « plutôt diminués qu'augmentés », la recherche du clonus fournit au pied gauche un résultat très nettement positif. Résultat négatif à droite. Le lendemain, la trépidation épileptoïde continue à se manifester du côté gauche seulement. Apparition de sueurs profuses et d'une polyurie abondante. Le clonus s'atténue les jours suivants, puis il disparaît sans que la percussion du tendon d'Achille réussisse à le faire revenir. Réflexes normaux à la sortie de l'hôpital.

OBSERVATION LVII

(Remlinger, *Revue de médecine*, t. XXI, p. 5o.)

Fièvre typhoïde. Abolition des réflexes tendineux. Trépidation épileptoïde du pied provoquée par le renversement de la plante. Clonus du pied provoqué par la percussion du tendon d'Achille. Guérison.

B... V., soldat au 4e zouaves, entré à l'hôpital du Belvédère, le 25 janvier 1900. B... est au huitième jour d'une fièvre typhoïde classique, de symptomatologie banale, de gravité moyenne. Les phénomènes cérébraux sont peu marqués. Il existe simplement un peu de céphalée et de délire nocturne. L'abolition des réflexes rotuliens est notée dès l'entrée et elle ne cesse guère d'être observée pendant toute la durée de la maladie. Le 7 février, au vingt et unième jour, la température commence à décroître. Le 9, la défervescence s'accentue. La température n'oscille plus qu'autour de 38 degrés. A cette même date, et alors que tous les réflexes tendineux sont abolis d'une façon complète, le clonus du pied s'obtient pour la première fois. Il est très net des deux côtés.

Cette netteté augmente encore si on le recherche, après avoir percuté plusieurs fois de suite le tendon rotulien. Il n'existe pas de trépidation épileptoïde de la rotule. Le clonus persiste les jours suivants. Il s'observe encore, alors que le malade est en pleine apyrexie. L'exagération du clonus par la percussion du tendon rotulien varie beaucoup d'un jour à l'autre. Peu marquée du 12 au 15 février, elle est très nette à la date du 23.

Ce même jour, alors que le réflexe du tendon d'Achille s'était montré aboli pendant toute la durée de la maladie, la percussion du tendon gauche provoque très nettement une trépidation épileptoïde du pied, très analogue à celle obtenue par le renversement de la plante. La percussion du tendon droit dénote simplement l'abolition du réflexe de ce côté. Ce phénomène s'observe à nouveau les jours suivants. Il disparaît à la date du 27 février, seize jours après la chute définitive de la température.

Quelques jours plus tard.on note également la disparition du clonus proprement dit. Le réflexe tendineux, particulièrement le réflexe rotulien et le réflexe du tendon d'Achille étaient encore abolis lorsque le malade, après une longue période de convalescence, quitta l'hôpital.

CONCLUSIONS

I. Les réflexes rotulien et achilléen manquent d'une façon tout à fait exceptionnelle à l'état normal. Le réflexe olécranien est aussi très fidèle. Les autres réflexes tendineux sont moins constants.

II. Un certain nombre de cas cliniques démontrent l'individualité de chaque réflexe. Ce sont les faits de dissociation. Les réactions tendineuses subissent des modifications différentes :

1° Des membres supérieurs aux membres inférieurs;

2° Du membre droit au membre gauche ;

3° Dans chaque membre du segment proximal au segment distal.

L'anatomie explique tous ces faits par un système d'innervation musculaire et sensitivo-tendineux relativement indépendant. Les essais de localisation centrale des réactions tendineuses n'ont donné jusqu'ici que des résultats trop peu précis pour que nous puissions tabler sur elles.

III. La dissociation des réactions tendineuses entre les membres supérieurs et les membres inférieurs est un phénomène banal.

Il procède d'un obstacle mécanique lésionnel ou fonctionnel de la moelle au-dessous de la première dorsale.

Le tabes ordinaire tout à fait au début, avec lésions des racines dans le segment inférieur de la moelle, peut modifier exclusivement les réflexes du membre pelvien. Le tabes cervical peut en faire autant pour le membre thoracique seul.

En tout cas, la discordance devra faire penser à une lésion médullaire ou vertébrale.

IV. La dissociation des réactions tendineuses entre le côté droit et le côté gauche est généralement le fait d'une hémiplégie banale.

V. La discordance réactionnelle entre chaque segment de membre a une importance considérable.

Au membre supérieur les cas en sont fort rares, sauf dans les lésions tronculaires.

Au membre inférieur, l'innervation indépendante de chacun des deux appareils réflexes, rotulien et achilléen, explique bien les discordances réactionnelles.

Dans la sciatique, le réflexe achilléen est seul touché. Il est affaibli ou aboli. L'absence de ce signe permet de diagnostiquer la simulation ou la sciatique hystérique (Babinski).

Quelquefois le tabes au début abolit seulement le réflexe achilléen. La recherche de ce réflexe pourra souvent être très utile pour le diagnostic (Babinski).

VI. On rencontre des cas de dissociation dans presque toutes les maladies nerveuses.

VII. Le clonisme tendineux n'est pas forcément lié à l'exagération des réflexes tendineux, c'est un phénomène pathologique.

VIII. Il y a de nombreux cas de dissociation dans les maladies nerveuses (compression médullaire pottique, maladie de Basedow, etc.), dans les grandes pyrexies (typhoïde), dans les maladies générales chroniques (tuberculose, rhumatisme chronique), dans les traumatismes (lésions du genou, de la jambe ou du cou-de-pied).

IX. Pour expliquer ces faits, deux théories se trouvent en présence : la théorie musculaire de M. Pitres et de ses élèves de Fleury et Delom-Sorbé, la théorie corticale de M. Weill et de son élève Beaujeu. Nous pensons que chacune de ces théories explique un certain nombre de faits et qu'elles ne s'excluent pas.

X. Dans la fièvre typhoïde, la valeur pronostique du symptôme n'est pas bien précisée. Cependant l'abolition des réflexes rotuliens se rattache surtout, d'après les statistiques, aux typhoïdes bénignes. La trépidation épileptoïde a, dans certains cas, nettement un caractère critique.

BIBLIOGRAPHIE

Lévi et Follet, Trépidation épileptoïde dans la tuberculose pulmonaire (Soc. de neur. de Paris, 10 janv. 1901).

Ballet, Note sur la réflectivité dans la fièvre typhoïde (Progrès médical, 1881).

De Fleury, Note sur rapport de la Trép. Plant. avec l'ex. des réf. (Revue de méd., 1884).

Delomsorbé, Trép. épil. provoquée (th. de Bordeaux 1885).

Beaujeu, Dissociation du réfl. rotulien et de la Trép. plant. dans la Doth., Lyon 1898.

Perret et Devic, Prov. médic., 1890.

Devic et Roux, Prov. médic., 1897.

Renard, De l'exag. des réflexes tendineux du pied et du genou d. la Doth. (th. Nancy 1895).

Van Gehuchten, Soc. belge de neurol., 1899.

— 28 oct., Journ. de neur., 1899.

Déjerine, Path. générale de Bouchard, t. V.

Mercier, Excitabilité mécanique des nerfs périphériques, Lyon, 1898, n° 82.

Renaud. Réflexes de la pathol. générale (th. Paris 1893).

Albouze, th. Lyon 1891. Réf. tend. d. Doth.

Petit Clerc, th. Paris 1880.

Sharkey, The diagnostic value of reflexes (the Lancet, 1899).

Remlinger, Revue de médecine, 1901.

Ostankow, Des réfl. cut. et tend. d. tabes (Rev. de méd., p. 275, 1901).

Crocq, Rapport du Congrès de Limoges, 1901. Etude sur le clonisme tendineux (Journ. de neur., n° 25, p. 21, 1901).

P. Janot, Contribut. à l'ét. de la sciatique et en particulier des modif. du réfl. du tendon d'Achille (th. de Toulouse 1897).

Biro, Neuritis ischiadica-Zeits. of. Nerv., p. 207, 1897.

Auché, Névrites des diabétiques (Arch. de méd. exp., p. 635, 1890).

— Név. des cancéreux, Rev. de méd., 1890.

Decroly, J. de neur., n° 11, p. 201, 1901.

Marandon de Montyel, Ann. médico-psych., 1899.

Sternberg, Die Schnenreflexe und ihre Bedeuntung f. die Path. des nerv. Syst.

Babinski, Soc. méd. des hôp., 18 déc. 1896.

— Soc. méd. des hôp., 21 oct. 1898.

— Rev. neur., 15 mai 1901.

Mantoux, Presse médicale, 28 déc. 1901.

Binet-Sanglé, J. de neur., Bruxelles 1901.

Cestan et Huet, N° 1 de l'Iconogr. de la Salpêtrière de 1902.

Chadzinski, th. Paris 1902. Antag. des réfl. tendineux et cutanés,

Seyer, th. Paris 1902. Abol. du réfl. du tendon d'Ach. d. le tabes.

Lenormand, th. Paris 1902. Local. des réflexes.

Vulpian et Charcot, Soc. méd. des hôp., 1866.

Ganault, th. Paris 1898.

Raymond, Leçons cliniques. Aff. de la queue de cheval et du cône terminal.

Pluyaud, th. Paris. Réfl. tend. d. Doth., 1883.

Olive, Du réfl. tendineux (Rev. de méd., 1881).

Lyon. — Imp. A. REY, 4, rue Gentil. — 31461